家庭医生 医学科普
系列丛书

肺癌

看名医

广东省医学会、《中国家庭医生》杂志社
组织编写

主　编　何建行
副主编　凌茜雯

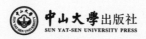 中山大学出版社
SUN YAT-SEN UNIVERSITY PRESS

·广州·

图书在版编目（ＣＩＰ）数据

肺癌看名医 / 何健行主编；凌茜雯副主编 . —广州 : 中山大学出版社 , 2018. 6
（《中国家庭医生》医学科普系列丛书）
ISBN 978-7-306-06115-7

Ⅰ . ①肺… Ⅱ . ①何…②凌… Ⅲ . ①肺癌—防治 Ⅳ . ① R734.2

中国版本图书馆 CIP 数据核字 (2017) 第 169251 号

FEIAI KAN MINGYI

~~~~~~

出 版 人：**王天琪**
责任编辑：邓子华
封面摄影：肖艳辉
封面设计：陈　媛
装帧设计：陈剑锋
责任校对：谢贞静
出版发行：中山大学出版社
电　　话：编辑部 020 - 84110283，84111996，84111997，84113349
　　　　　发行部 020 - 84111998，84111981，84111160
地　　址：广州市新港西路 135 号
邮　　编：510275　传真：020 - 84036565
网　　址：http://www.zsup.com.cn　E-mail: zdcbs@mail.sysu.edu.cn
印 刷 者：佛山市浩文彩色印刷有限公司
规　　格：889mm×1194mm　1/24　7.5 印张　150 千字
版次印次：2018 年 6 月第 1 版　2018 年 6 月第 1 次印刷
定　　价：28.00 元

~~~~~~

如发现本书因印装质量影响阅读，请与出版社发行部联系调换

家庭医生医学科普系列丛书编委会

主任：

姚志彬

编委（按姓氏笔画排序）：

马　骏	王省良	王深明	邓伟民	田军章	兰　平	朱　宏
朱家勇	伍　卫	庄　建	刘　坚	刘世明	苏焕群	李文源
李国营	吴书林	何建行	余艳红	邹　旭	汪建平	沈慧勇
宋儒亮	张国君	陈　德	陈规划	陈旻湖	陈荣昌	陈敏生
罗乐宣	金大地	郑衍平	赵　斌	侯金林	夏慧敏	黄　力
曹　杰	梁长虹	曾其毅	曾益新	谢灿茂	管向东	

序

姚志彬 ｜ 广东省政协副主席
广东省医学会会长

　　健康是人生的最根本大事。

　　没有健康就没有小康，健康中国，已经成为国家战略。

　　2015 年，李克强总理的政府工作报告和党的十八届五中全会都对健康中国建设进行了部署和强调。

　　随着近年工业化、城镇化和人口老龄化进程加快，健康成为人们最关注的问题之一，而慢性病成为人民健康的头号"公敌"，越来越多的人受其困扰。

　　国家卫生和计划生育委员会披露：目前中国已确诊的慢性病患者近 3 亿人。这就意味着，在拥有超过 13 亿人口的中国，几乎家家有慢性病患者。如此庞大的群体，如此难题，是医疗机构不能承受之重。

　　慢性病，一般起病隐匿，积累成疾，一旦罹患，病情迁延不愈。应对慢性病，除求医问药外，更需要患者从日常膳食、运动方式入手，坚持规范治疗、自我监测、身心调理。这在客观上需要患者及其家属、需要全社会更多地了解慢性病，掌握相关知识，树立科学态度，配合医生治疗，自救与他救相结合。

　　然而，真实的情况并不乐观。2013 年中国居民健康素养调查结果显示，我国居民的健康素养总体水平远低于发达国家,尤其缺乏慢性病的防治知识。因此,加强慢性病防治知识的普及工作,刻不容缓。

与此同时,随着互联网、微信、微博等传播方式的增加,健康舆论市场沸沸扬扬、泥沙俱下,充斥着大量似是而非的医学信息,伪科普、伪养生大行其道。人们亟待科学的声音,拨乱反正,澄讹传之误,解健康之惑,祛疾患之忧。

因此,家庭医生医学科普系列丛书应时而出。

本系列丛书由广东省医学会与《中国家庭医生》杂志社组织编写。内容涵盖人们普遍关注的诸多慢性病病种,一病一册,图文并茂,通俗易懂,有的放矢,未病先防,已病防变,愈后防复发。

本系列丛书,每一册的主编皆为岭南名医,都是在其各自领域临床一线专研精深、经验丰富的知名教授。他们中,有中华医学会专科分会主任委员,有国家重点学科学术带头人,有中央保健专家。名医讲病,倾其多年经验,诊治心要尤为难得,读其书如同延请名医得其指点。名医一号难求,本系列丛书的编写,补此缺憾,以惠及更多病患。

广东省医学会汇集了一大批知名专家教授。《中国家庭医生》杂志社在医学科普领域成就斐然,月发行量连续30年过百万册,在全国健康类媒体中首屈一指,获得包括国家期刊奖、新中国60年有影响力的期刊奖、中国出版政府奖等众多国家级大奖。

名医名刊联手,致力于大众健康事业,幸甚!

2016 年 4 月

前　言

何建行　广州医科大学附属第一医院院长、胸外科主任，教授，中央保健专家，中国十大口碑医生
广东省医学会副会长，广东省医学会胸外科学分会、广东省医师协会胸外科医师分会首届主任委员

3

　　在我国，肺癌是当之无愧的第一大癌。

　　根据现有的数据，我国每年新发的肺癌病例约 60 万例。世界卫生组织（WHO）预测，到 2025 年，我国每年的发病患者数有 100 万左右。

　　肺癌跟其他肿瘤不同，它是唯一病因相对比较清晰的癌症，其他很多肿瘤的病因还在研究中。肺癌的病因，80％是与工业化相关，比如环境污染、空气污染以及烟草业的助推等。

　　肺癌的治疗方法很明确，能治愈的方法其实只有一种——手术。早期肺癌病患，70％ ~ 80％通过手术可以改善。治疗方法很多，包括化疗、放疗、靶向治疗、免疫治疗等，可以延长寿命、改善生活质量。

　　很可惜的是，临床上我们发现，来到医院就诊的肺肿瘤患者，比较多的都是中晚期。

　　在肺癌患者里，能够进行手术的只有 20％ ~ 30％。换句话说，有 60％ ~ 70％的患者一发现就是晚期，不能接受手术。

　　这跟我们的科普宣传和整个体检制度的实现，都有

较大的关系。

很多人通常有症状了才去医院做检查。但可以明确的是：早期肺癌几乎没有症状，肺肿瘤的病患有明显症状的，基本已到中晚期。

而且，我们观察到肺癌往往发生在身体好的人身上，有些人10年、20年都没得过感冒。越是认为自己身体好，越容易忽略疾病的征兆。

在这本关于肺癌的科普图书里，我们就肺癌的病因、相关检查及治疗方法，用通俗易懂的语言、图文并茂的方式进行了详细讲述，以期帮助广大读者尽量避免肺癌的发生，尽早发现肺癌的踪迹，也期望在肺癌治疗路上，给予病患和家属科学的指引。

值得庆幸的是，近年来，肺癌的诊疗技术有了长足的发展。而20世纪八九十年代，晚期肺癌患者的寿命只有半年左右，如今，我们已经可以把很多晚期患者的寿命延长到两三年甚至更长时间。

在这场人类与肺癌的战斗中，我们有信心，可以通过及时、规范的诊疗，取得最终的胜利！

谨以此书献给每一位肺癌患者，愿大家走出肺癌的阴影，重获美好人生！

2017 年 6 月

目录 CONTENTS

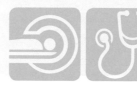
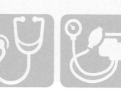

目录 CONTENTS

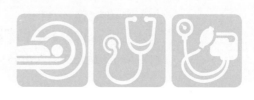

目录 CONTENTS

目录 CONTENTS

名医访谈

善建者不拔，善行者无疆

采访:《中国家庭医生》杂志社

受访: 何建行(广州医科大学附属第一医院院长,胸外科主任,教授,中央保健专家,中国十大口碑医生,广东省医学会副会长,广东省医学会胸外科学分会/广东省医师协会胸外科医师分会首届主任委员)

跟何建行医生约时间会面很难。他身兼多重角色,一直在出发,永远在路上。

作为专家学者,他经常奔赴世界各地,与国内外胸外科同道相互交流、学习最新的技术进展。

作为院长,他将管理做到了极致,让患者在医院也能感受到家一般的温暖与关怀。

作为广东省胸部疾病学会会长,他勾勒蓝图,整合资源,为胸部疾病及相关领域工作者搭建科研合作平台。

作为临床医生,他经常病房—手术室两点一线,不是在进行手术,就是在去手术室的路上。

尽管有众多头衔,他最喜欢的称呼还是"医生"。

"医生是我的基本职业。"他说。

"长期以来,无论是临床手术,还是研讨会、学习班,我一直保持着持续的创新与热情。从患者的需求、疗效,到术后的恢复、疼痛度的减少、疼痛期的缩短……每个流程都需要我们不断思考、不断改进,这就是医生的终极目标。"

矢志追求 ——手术创口更小、损伤更少

传统的肺癌开胸手术,常常要在患者胸口,留下几十厘米的瘢痕,

创伤之大，恢复之慢，让患者望而生畏。胸外科甚至有"凶外科"之称。

何建行医生从医之初，就致力于改变这一局面。

在我国，他是最早使用胸腔镜手术的胸外科医生之一，用微创小切口胸外科手术代替传统大切口手术，一直走在技术革新的最前沿。

早在1994年，他就与团队在国内率先开展肺癌微创手术，积累过万成功案例，并总结形成了"因人因症而治"，覆盖术前麻醉、术中切除、术后预后的全链条式肺癌个体化微创手术体系。

当微创切口已做到极致时，他不断问自己，整体微创加速康复还可以做得更好吗？

2015年，何建行医生及其团队提出了"无管手术"的理念，推广应用"无管微创胸腔镜手术"。无管即术中无须气管插管、术后无须留置胸管和导尿管。部分患者甚至可以当天入院、手术，当天出院。

有国外专家高度赞扬这一手术体系，感叹"这是自开胸手术出现100年以来，最具革命性的创新之一"。

虽然拥有精湛的手术技艺，但何建行医生始终保留一份慎重。

"敢想，敢做，但需要磨炼技艺慎重地做，无论什么时候，患者的安全都要放在第一位。"他特别强调道。

细节控 —— 精准治疗，务求患者获益最大化

除了不断革新胸外科手术技术、观念，对手术前后每一个技术细节，何建行医生但凡能想到的，就一定会竭尽心力去完善，让患者获益最大化。

甚至连一些不易引起重视的领域，何建行医生也非常关注。

比如，对术前麻醉用药，他就提出，是否可以使用基因组方法，对患者进行基因分型，以观察患者对药物的敏感性，再根据其个体情况，精准使用麻醉及镇痛药物。

又如，过去，肺癌手术后，常规都要进行化疗巩固。他带领团队，对早期肺癌术后患者进行基因分型和临床分型，预测患者的预后风险，因人制宜，减少"陪绑"化疗。

日常接诊患者时，何建行医生总会微笑着认真询问病史，根据患

者的不同特点,给出多种可选择治疗方案,并告知利弊。

他认为:"外科医生不能为做手术而做手术,要全面考虑患者的整体情况。"

最大遗憾 ——能做手术的肺癌患者,只有两到三成

何建行医生指出:"肺癌治疗的主要方法,还是 20 年前乃至 30 年前的老话,是'以手术为主的综合治疗'。"尤其是早期肺癌患者,如能及时接受手术等治疗,十年生存率非常高。

但他很遗憾,在肺癌患者里,真正能够做手术的只有 20％～30％,原因在于发现太晚了。"对于有肺癌高危因素的人群,切记进行低剂量 CT 的检查,及早诊治肺癌。"

那么,哪些是肺癌的高危因素?

何建行医生解释说,一是家族史。"很多疾病首先是有基因为基础,在某些特定条件下肿瘤就被诱发。"

二是有环境因素。比如工作环境中,经常接触化学品、辐射等有害物质。

三是有抽烟的习惯。"不是说吸烟的人一定得肺癌,但吸烟的人得肺癌的概率比不吸烟的高很多。"

此外,身体好的人也要注意。"有些人 10 年没怎么得病,有些甚至告诉你 20 年都没怎么得过感冒,这部分人群当中,肺癌的发病率增高了。我们现在也把他们纳入高危人群。"

那么,为什么一定要做低剂量 CT 检查呢?

低剂量 CT 能够发现小至仅有数毫米的肺癌病灶,这往往属于早期肺癌,能够获得较好的治疗效果。同时,低剂量 CT 的放射量比普通 CT 低,作为筛查的方法是比较可靠的。

"很多人渴望,通过一滴血能够查出有没有早期肺癌。也许以后会有这样的技术出现,但到目前为止,低剂量 CT 的筛查还是早期诊断肺癌的一个主要手段。"何建行医生说。

自测题

1. 以下哪种不是肺癌的成因？（　）

A. 吸烟　B. 吃过量红肉

C. 空气污染　　D. 经常吸入厨房油烟

2. 以下哪种关于吸烟的说法是正确的？（　）

A. 二手烟、三手烟也对人体有害

B. 已经吸烟几十年了，突然戒烟反而对身体不好

C. 吸低焦油烟、用过滤烟嘴，可以减少吸烟的危害

D. 有些人吸烟还能活到八九十岁，没必要戒烟

3. 哪种情况提示可能患有肺癌？（　）

A. 长期干咳　B. 杵状指　C. 痰中有血　D. 以上均是

4. 为及时发现肺癌，推荐肺癌高危人群每年进行哪项检查？（　）

A. 低剂量CT　B. 胸透　C.PET-CT　D. 核磁共振

5. 判断肺部肿瘤的良恶性，金标准是(　)。

A. 低剂量CT　B.PCT－CT　C. 病理检查结果　D. 痰检

6. 治疗肺癌，目前有哪些方法？（　）

A. 手术　B. 放化疗　C. 靶向治疗　D. 以上均是

7.以下关于肺癌治疗的说法,哪项是对的? ( )

A.肺癌手术都需要开胸

B.做完肺癌手术后,都必须做化疗

C.免疫疗法并不是所有肺癌患者都适用

D.放疗有辐射,最好不要做

8.以下关于靶向治疗的说法,哪种是对的? ( )

A.每个肺癌患者都可以试试吃靶向药

B.皮疹是常见的靶向治疗副作用

C.试了第一代靶向药无效后,才该试第二、第三代靶向药

D.进行靶向治疗,就没必要再做化疗了

9.以下关于肺癌患者日常饮食的说法,哪种是对的? ( )

A.多吃虫草、人参、鹿茸等名贵中药材补身子

B.不能吃鸡蛋、鸡肉、海鲜等"发物"

C.饮食要清淡,鱼肉、禽肉、瘦肉都可以适当食用

D.患者没胃口,也必须逼他吃,以免营养不良

10.出院后头两年,一般应多久随访1次? ( )

A.没有不适,就不需要随访

B.每3～6个月随访1次

C.每1年随访1次

D.每两年随访1次

参考答案

| 1.B | 2.A | 3.D | 4.A | 5.C |
| 6.D | 7.C | 8.B | 9.C | 10.B |

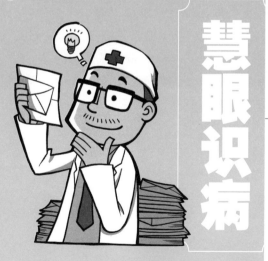

慧眼识病

基础篇

PART 1

肺癌知多少

肺——人体的呼吸机

肺，是人体的呼吸器官，位于胸腔，分为左肺和右肺。

每侧肺各有分叶，左侧分上、下两叶，右侧分上、中、下三叶。

肺部通过气管，与鼻、咽喉相连接。气管向左右分叉，分别为左支气管和右支气管，深入到两侧肺内。

支气管又可再分支，分出众多细支气管。细支气管还会继续不断分支，像大树的树枝一样，一级级越分越细。

最末端的细支气管，膨大成囊，囊的四周有很多肺泡。

肺部共有数亿个肺泡，肺泡展开来，表面积近 100 平方米。

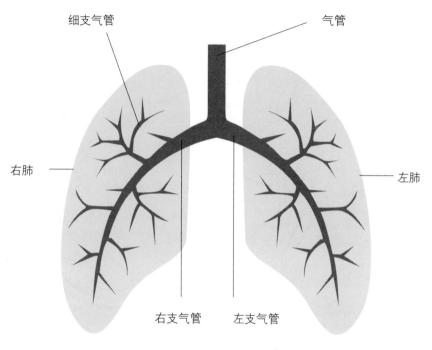

细支气管   气管

右肺   左肺

右支气管   左支气管

肺部示意

气体是怎么运输的

　　肺泡周围有很多毛细血管。

　　人体吸入的氧气,经由气管、支气管、细支气管、肺泡、毛细血管,进入血液。氧气便随着血液循环,被运输到全身各个组织器官。

　　人体血液里的二氧化碳,也可以经由毛细血管进入肺泡,再通过呼气作用,被排出体外。

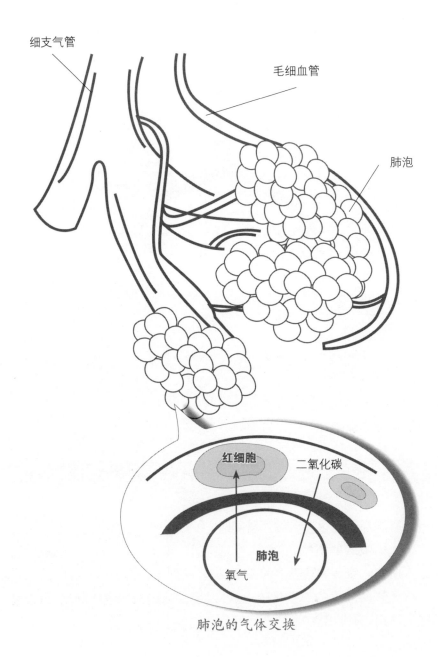

细支气管

毛细血管

肺泡

红细胞

二氧化碳

肺泡

氧气

肺泡的气体交换

什么是**肺癌**

　　肺癌有两大类,一类是原发于肺部的恶性肿瘤,称原发性支气管肺癌,另一类是其他部位的肿瘤转移到肺部,称转移性肺癌。本书介绍的肺癌主要指前者。

　　肺癌的发生,是由于在各种致癌因素的作用下,支气管上皮或肺泡上皮细胞出现异常增生,进而形成局部肿块,也就是通常说的恶性肿瘤。

　　癌细胞具有无限增殖的特点。正常细胞只能分裂数十次,然后就会自然衰亡。而癌细胞在适宜条件下,能无限次地分裂,还会侵犯和破坏周围的组织。

肺癌的形成 ▶

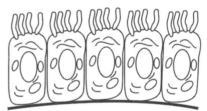

正常的呼吸道上皮细胞

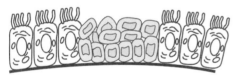

上皮细胞异常增生

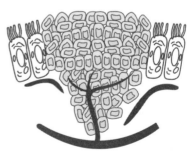

形成肺癌

肺癌的扩散与转移

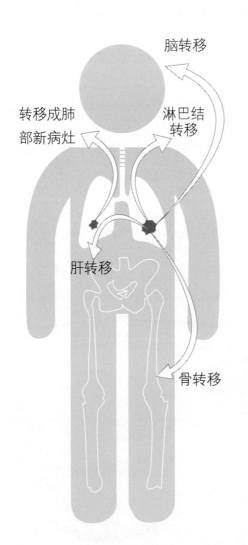

脑转移

转移成肺部新病灶

淋巴结转移

肝转移

骨转移

肺癌转移的主要路径

（1）血行转移。癌细胞跑到血液里，随着血液循环，转移到全身其他器官。

（2）淋巴转移。淋巴组织属于人体的免疫器官，遍布全身。癌细胞也可以跑到淋巴管中，然后转移到各个淋巴结内，进行增殖。常见的转移部位，有肺门淋巴结、支气管旁淋巴结、纵隔淋巴结、锁骨上淋巴结、颈部淋巴结等。

（3）沿末梢含气腔隙转移。末梢含气隙指有呼吸功能的末梢支气管及肺泡。

肺癌可以变成"慢性病"

及时规范治疗,肺癌也可以和糖尿病、高血压病一样,变成一种慢性病。

部分患者可与肺癌长期共存

目前,对于肺癌患者,有很好的诊断治疗手段,可以早发现、早治疗。

部分早期肺癌患者,通过以外科手术为主的综合治疗手段,可以达到临床治愈的目的。中晚期患者,也可以利用多种治疗手段,体面地、有尊严地、保障生活质量地生存。

过去,医生认为肺癌患者经过治疗后,病灶仍未消失或缩小,就是治疗失败。这一观念近年来已经大有转变。假如治疗后肿瘤不缩小,也不再长大,控制住肿瘤的生长,与肿瘤和平共处,那么在这场与肺癌的战斗中,便算取得了胜利。

如今在临床,经治疗后存活 5～8 年的患者越来越多,甚至存活 20 余年的患者也有。

部分患者可像慢性病患者一样长期服药

过去 20 年间,癌症患者的治疗和生活质量大大改善,一定程度上缘于新药的使用。

靶向治疗药物应用于肺癌,为一些有特异性基因异常的中晚期患者带来了更多的治疗选择。目前,即使肺癌病情反复,医生手中也有不同的武器可以应对。因此,肺癌患者应对治疗有信心。

某些口服的肺癌靶向药,除非与化疗药共同使用,否则只需在家自行服用,不用住院。就像高血压、糖尿病患者长期服用降压药、降糖药一样,可以"自己搞定"。

PART 2 ▶

肺癌缘何找上门

肺癌，中国第一大癌

目前，在各种癌症病种中，肺癌在我国的发病率、死亡率高居首位。

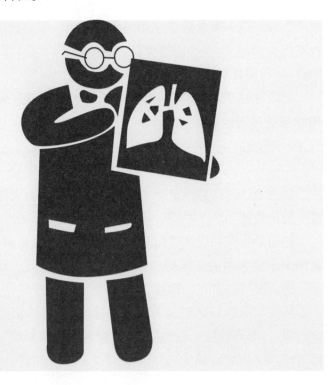

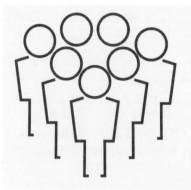

我国每年新增肺癌患者60多万

数据来源：中国新闻网（北京）.2015年中国新增430万癌症病例居于世界首位[EB/OL].搜狐，http://www.sohu.com/a/119098889_114984,2018-6-4.

过去30年，我国肺癌死亡率上升了

数据来源：中国新闻网（北京）.报告称过去30年间中国肺癌死亡率上升465%[EB/OL].网易新闻,http://news.163.com/13/0612/12/915VUGMV00014OVB.html,2018-6-4.

465%

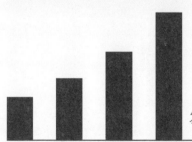

发病率每年增长26.9%

数据来源：人民日报.肺癌发病率年增26.9% 12年后我国或为第一肺癌大国[EB/OL].人民网，http://health.people.com.cn/n/2013/1119/c14739 -23582864.html,2018-6-4.

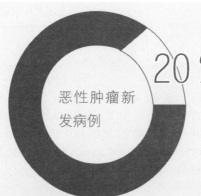

20%

肺癌

恶性肿瘤新发病例

数据来源：北京晨报.新发恶性肿瘤 1/5 是肺癌 [EB/OL].手机人民网，http://m.people.cn/n4/2016/1104/c34-7843992.html，2018-6-4.

35%

肺癌

所有癌症死亡病例

数据来源：上海中大肿瘤医院.触目惊心！关注中国肺癌大数据 [EB/OL].腾讯·大申网，http://sh.qq.com/a/20161104/036607.htm，2018-6-4.

肺癌患者

平均每 **15** 个癌症死亡者中，就有 1 个是肺癌患者。

数据来源：上海中大肿瘤医院.触目惊心！关注中国肺癌大数据 [EB/OL].腾讯·大申网，http://sh.qq.com/a/20161104/036607.htm，2018-6-4.

年龄越大，肺癌风险越高

根据 2014 年北京市户籍居民恶性肿瘤年龄性别发病率，可见以下规律。

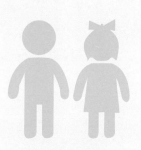

0~14岁组，
白血病比例最高。

15~44岁组，
甲状腺癌比例最高。

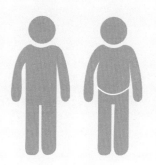

45~64岁组，
男性**肺癌**比例最高，
女性**乳腺癌**比例最高。

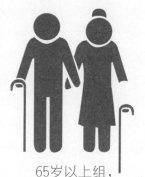

65岁以上组，
肺癌的发病率居首位。

数据来源：北京癌症数据播报[EB/OL].北京大学肿瘤医院.https://www.bjcancer.org/Html/News/Articles/6646.html，2018-6-6.

女性发病率持续上升

目前,肺癌已成为女性发病率第二,死亡率第一的癌症。

2000年，男性肺癌患病率为43人/10万人。

2005年，男性肺癌患病率为49人/10万人。

2000年，女性肺癌患病率为19.1人/10万人。

2005年，女性肺癌患病率为30人/10万人。

推测原因

温烹饪厨房油烟。

长期使用固体燃料，如木柴、木炭、煤炭等。

长期吸入二手烟。

吸烟人数增多。

数据来源:财经网.为何不怎么吸烟的中国女性肺癌患者飙升比男性快？[EB/OL].凤凰网资讯，http://news.ifeng.com/a/20161114/50252210_0.shtml,2018-6-4.

城市居民比农村居民发病风险略高

全国肿瘤登记中心发布的 2014 年年报显示：

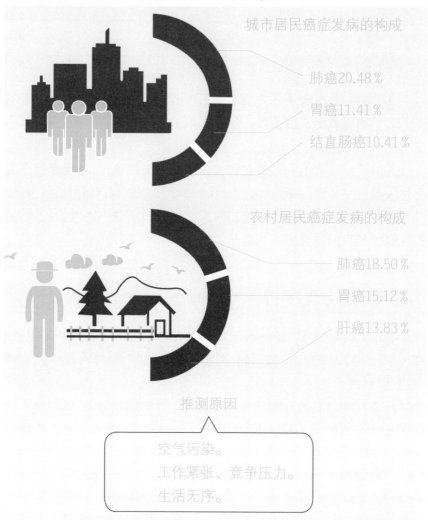

城市居民癌症发病的构成

肺癌20.48％

胃癌11.41％

结直肠癌10.41％

农村居民癌症发病的构成

肺癌18.50％

胃癌15.12％

肝癌13.83％

推测原因

空气污染。
工作紧张、竞争压力。
生活无序。

数据来源：上海中大肿瘤医院．触目惊心！关注中国肺癌大数据 [EB/ OL]．腾讯・大申网，http://sh.qq.com/a/20161104/036607.htm，2018-6-4.

吸烟——与肺癌关系最密切

他们用生命发出忠告：不要再吸烟了！

2007年，著名表演艺术家文兴宇，出演《我爱我家》的"文老爷子"，因肺癌癌细胞扩散去世。他生前烟瘾很大，有时候一天要抽掉两三包烟。

2004年，64岁的香港著名词曲人黄霑因肺癌去世，他也是烟不离手之人。

2000年，73岁的著名表演艺术家赵丽蓉也因肺癌去世。据说，她在生命的最后时刻最想说的就是："不要再吸烟了！"

吸烟为何会导致肺癌

吸烟产生的烟雾，成分异常复杂，有4000多种化合物。其中，气体占95％，如一氧化碳、氢化氰、挥发性亚硝胺等，颗粒物占5％，包括烟焦油、尼古丁等。

烟草烟雾中有数十种已知的致癌物，如多环芳烃、亚硝胺等。这些有毒化合物被人们深吸入肺，直接进入肺泡，通过血流对全身造成危害。

已有研究表明，如果每天吸1包烟，可导致每个肺细胞1年累计出现150个基因突变。

大量事实也指出，患肺癌的人数随着香烟销售量的增加而增加，嗜烟是导致肺癌的主要原因。

1940—1980年，美国男性肺癌的发病率每年几乎上升5％，后得益于理智性的倡导戒烟运动,随着吸烟人数的稳步下降,美国肺癌的发病率逐步降低。

此外,吸烟年龄越小,每日吸烟的支数越多,烟龄越长,患肺癌的危险性就越高。

你不知道的烟害

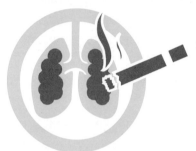

因肺癌死亡的患者中,**87%** 是由吸烟,包括被动吸烟引起的。

数据来源:周婷玉.中国 30 年肺癌死亡率升 465%,八成患者由吸烟引起 [EB/OL].凤凰网公益,http://gongyi.ifeng.com/news/detail_2011_04/19/5835413_0.shtml,2018-6-4.

每天吸烟数量越多,肺癌发病率越高

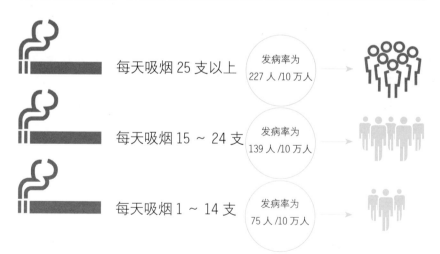

每天吸烟 25 支以上　发病率为 227 人 /10 万人

每天吸烟 15 ~ 24 支　发病率为 139 人 /10 万人

每天吸烟 1 ~ 14 支　发病率为 75 人 /10 万人

数据来源:新华网.专家:男性 80%、女性 45% 的肺癌由吸烟引起 [EB/OL].网易新闻,http://news.163.com/08/0108/16/41MTNDJJ000120GU.html,2018-6-4.

3 个 "20"，最高危

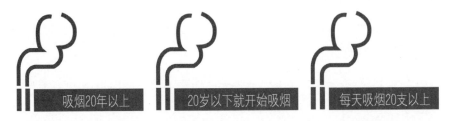

吸烟20年以上　　　20岁以下就开始吸烟　　　每天吸烟20支以上

"二手烟""三手烟"同样有害

虽然被动吸烟只吸入少量烟雾，但其中毒性化学物质如苯并芘、甲苯、二甲基亚硝胺的量却不少。

"二手烟"对被动吸烟者的危害，一点也不比主动吸烟者轻，特别是对少年儿童的危害更为严重。吸烟与被动吸烟造成的"夫妻肺癌"，在生活中不乏实例。

"三手烟"指的是人在密闭的室内吸烟，之后虽然烟雾已散，但仍有相当一部分可吸入的细微颗粒，沾染在吸烟者的衣服、皮肤、头发和室内的家具、墙壁、窗帘上面。这些颗粒往往含有重金属、致癌物等多种有害物质。

非吸烟者接触经污染的家具和什物，也会对健康造成危害。尤其在车内吸烟时，小车空间狭小而车窗密闭，"三手烟"污染严重。

家有烟民，如何防"二手烟"

烟民到阳台等通风处吸烟，吸完后不要马上进入室内，让身上的烟味散一会儿。

吸烟后，不要马上抱孩子，勤洗衣物。

经常开窗通风，吹散室内散布的烟草颗粒。

勤换洗沙发及地毯。

厨房油烟
——"煮妇"最要留心

"炒 30 年菜的人，要比普通人发生肺癌的概率高 10 倍。"中国工程院院士孙燕，在 2010 年世界抗癌大会肺癌专场上如是说。

院士之言，不是危言耸听。食用油经过加热，所产生的油烟中，很多物质都有毒，例如丙烯醛、苯并芘、丁二烯、苯酚等，已经被证实是致突变物和致癌物。

随着油温增高，油雾的有害物质增多，致突变性增高。相信很多人都有体会：炒菜时间越长，油烟越发呛鼻，还会感到咽喉干渴，眼睛酸痒。

中式煎炸，危害更大

传统中式烹饪讲究火候，喜欢煎、炸、烧、烤，说白了都是高温烹饪，与西式烹饪比较，油烟更多，危害更大。

现在，西欧男女肺癌患者的比例为（4 ~ 5）：1，而我国，男女比例为（2 ~ 3）：1。我国女性比西欧女性更容易得肺癌，除了基因差异、空气污染水平不同，中国人对高温烹饪的偏好也可能是原因之一。

尤其是当今人们都集中到大城市，居住空间狭小，厨房油烟很难飘散到室外的空气中，更容易被主妇大量吸入。

已有一些肺癌的流行病学研究指出，高温油烟增加了女性肺癌发生的风险，使用抽油烟机可降低这一风险。

厨房开窗通风便于油烟排出室外。

菜式多清蒸、烧汤，少煎炸、红烧。

健康炒菜小贴士

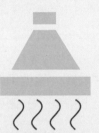

炒完菜后5分钟，再关抽油烟机更彻底地去除厨房油烟。

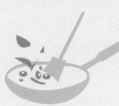

油冒烟前就下菜可以避免油温过高。

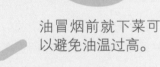

炒菜时少翻炒以减少油烟产生。

空气污染
——雾霾致癌，不是恐吓

2013 年 10 月，国际癌症研究机构发表报告称，有充分证据证明，室外空气污染可以导致肺癌，接触颗粒物和大气污染的程度越深，罹患肺癌的风险越大。报告还正式将空气污染划分为一类致癌物质。

一类致癌物是什么概念？

这是国际上最通用和权威的致癌物评级。一类指"确定对人类致癌"；二类指"可能或很可能对人类致癌"；三类指"无法界定是否对人类致癌"；四类指"不大可能对人类致癌"。

此前，该机构已将大气污染中的一些成分定为一类致癌物，如柴油尾气。但这是第一次将大气污染作为一个整体，列为第一类致癌物。同属这个组别的，还包括紫外线、石棉、苯并芘、甲醛、烟草等。

不过，我们在污染的大气中待多长时间才会发生肺癌，尚无办法衡量。

防雾霾小贴士

√佩戴具有防 PM2.5 功能的口罩。

√在室内使用空气净化器。

√外出前，先看空气质量指数。

空气质量级别	空气污染指数	空气污染状况
一级	0 ~ 50	空气质量优秀,基本无空气污染
二级	51 ~ 100	空气质量良好,可外出活动
三级	101 ~ 150	空气轻度污染,长时间接触,易感人群症状有加重趋势,正常人群出现轻微不适
四级	151 ~ 200	空气中度污染,易感人群症状明显加剧,健康人群的心脏、呼吸系统受影响
五级	201 ~ 300	空气重度污染,心脏病和肺病患者症状显著加剧,健康人群普遍出现症状

防雾霾,不建议这样做

✕ 频繁洗鼻

不经医生指导经常洗鼻,会破坏鼻腔的自洁功能。

✕ 吃猪血、木耳等"清肺食品"

无法清除呼吸道、肺部的空气污染物。

✕ 吃竹炭食品,吸附肺部杂质

竹炭具有多孔结构,具有很强的吸附能力,但体外吸附和体内吸附完全是两回事。吃竹炭食品不能像体外吸附那样吸附肺部杂质。

氡污染——最隐蔽的室内杀手

部分大理石、花岗岩里,含有放射性元素铀。这种元素不稳定,会衰变成氡。

氡是一种放射性气体。它被人吸入后,可产生"内辐射",引起癌症。

2011 年,美国国家癌症研究所发布报告,指出对美国非吸烟者而言,室内氡污染已成为诱发肺癌的最主要危险因素。

氡气无色无味,石材是否挥发氡气,无法用肉眼判断。加之,铀的半衰期很长,会源源不断地释放氡气,即使长时间通风,也难以去除。

家庭装修小贴士

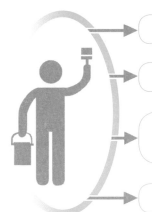

不建议家庭大面积用大理石、花岗岩铺地。

不建议在室内摆放体积太大或数量太多的石头。

不选颜色鲜艳的石材,如深红色、墨绿色等,它们存在氡污染的风险比较高。

查看石材的检测报告。

根据国家标准《建筑材料放射性核素限量》(GB6566—2010),石材被分为 A、B、C 三类。只有 A 类石材,才可用于家居内环境装修。

职业——矿工最危险

　　作为可致肺癌的职业危险因素是多方面的,例如,经常要接触化学品、辐射等有毒物质,包括砷、石棉、铬、镍、煤焦、芥子气、异丙油、矿物油,甚至烟草加热的产物等。

　　云南锡矿就是一个例子。当年,云南锡矿是我国最大的产锡基地,但当地锡矿工人的肺癌发病率,却一度超出正常人群的 10 多倍,数千人因肺癌而死亡。乃至在 1975 年,周总理身患重病之际,仍不忘特别指示:一定要解决云锡矿工肺癌问题。后来研究发现,锡矿中的一种砷化物,是致癌的"凶手"。

　　因此,可致肺癌危险的相关工种,都需要完善的职业卫生防护措施。尤其要注意由于工作场所通风不良,所引起的污染物严重超标。

　　那些对劳动卫生保护置若罔闻的行为,无异于谋财害命,对此应坚决抵制,这样才能从职业致癌因素上,最大限度地堵截肺癌的"后备军"。

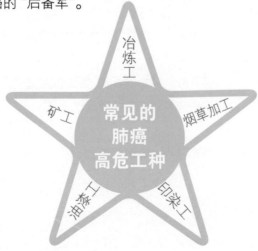

常见的肺癌高危工种：冶炼工、矿工、烟草加工、油漆工、印染工

遗传——可能是危险因素

遗传在肺癌发生方面，也可能起到一定作用。

有肺癌家族史的人，接触到某些致肺癌因子后，如化学性致癌剂、吸烟，比其他人容易患肺癌。

但是，并非家族中有人患肺癌，其他人就一定会患肺癌。因为癌症发生的原因是多方面的。良好的生活卫生习惯，增强个人体质，对防癌也是至关重要的。

肺结核——离肺癌有多远

肺结核是结核菌感染引起的呼吸道传染病，而肺癌则与慢性炎症损伤、吸烟、大气污染以及免疫功能低下等诸多因素相关。

目前，还没有发现肺结核与肺癌的发生有直接的关系。

但是，肺结核对肺部造成的慢性损害，影响了支气管黏膜上皮的正常功能和机体的抗病能力，对肺癌的发生有间接的促进作用。

肺结核钙化的病灶，结核性瘢痕，陈旧性空洞壁及其支气管，肺泡上皮细胞增生、增殖等，与肺癌的发生有一定的关系。

临床上不乏陈旧性肺结核患者发生肺癌的病例，因此，应彻底治疗肺结核，而且不可忽略追踪、复查。

PART 3 ▶

肺癌有几型、几期

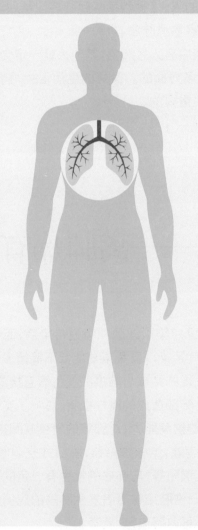

小细胞肺癌 VS 非小细胞肺癌

　　根据肺癌病灶位置的不同,肺癌可以分为中央型肺癌和周围型肺癌。前者,病灶在肺段支气管至主支气管;后者,病灶发生在肺段支气管以下。

　　而根据癌细胞形态的不同,肺癌的病理组织学分型,主要可以分为两大类——非小细胞肺癌(NSCLC)和小细胞肺癌(SCLC)。

　　顾名思义,和非小细胞肺癌相比,小细胞肺癌的癌细胞比较小,形态像燕麦颗粒,也称燕麦细胞癌。

　　这两大类肺癌之下,还可以再细分为多种类型。

　　明确肺癌的病理组织学分型十分重要,因为不同类型的肺癌,其发病特点、治疗手段以及预后,都有明显的差异。

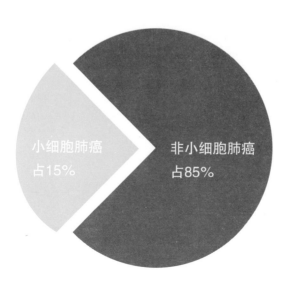

两类肺癌有什么不同

非小细胞癌		小细胞癌
转移扩散相对较慢	**发病特点**	癌细胞生长快，侵袭力强，远处转移早
与吸烟、空气污染、职业暴露等多种因素有关	**病因**	基本都与吸烟有关
以肺部症状为主	**症状**	多可出现全身症状
多适用于手术、放化疗等综合治疗	**治疗**	多对化疗、放疗敏感，因确诊时往往已经出现转移，手术治疗效果有限
若能早期及时发现，及时治疗，能取得较好的治疗效果	**疗效**	由于较难早期发现，预后相对差一些

非小细胞癌，常见四型

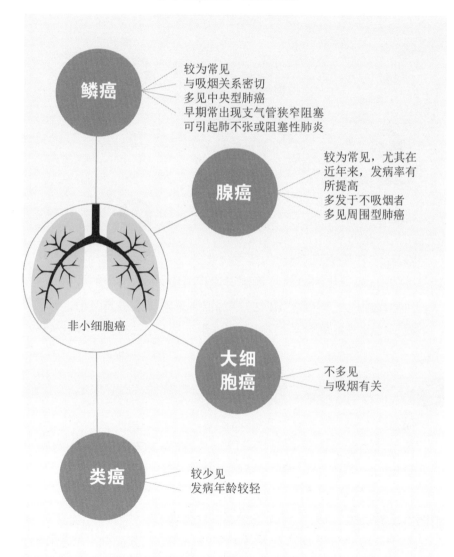

鳞癌
较为常见
与吸烟关系密切
多见中央型肺癌
早期常出现支气管狭窄阻塞
可引起肺不张或阻塞性肺炎

腺癌
较为常见，尤其在近年来，发病率有所提高
多发于不吸烟者
多见周围型肺癌

非小细胞癌

大细胞癌
不多见
与吸烟有关

类癌
较少见
发病年龄较轻

肺癌的早、中、晚期,怎么分

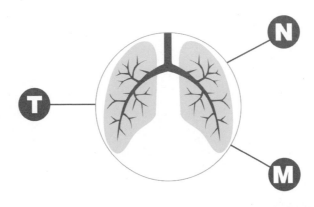

临床上,对肺癌进行分期,是为了鉴别肺癌的病灶大小、有无发生转移等信息,以便更有针对性地制订治疗方案,评估治疗的效果。

目前,国际上统一用"TNM 分期标准",来对肺癌进行划分。

根据美国癌症联合委员会(AJCC)第七版非小细胞癌 TNM 分期如下。

T 原发肿瘤

原位癌

覆盖体内脏器内外表面的一层组织,称为上皮组织,其中包括若干层上皮细胞和基底膜,其下是间质和真皮组织。

原位癌,指癌细胞只出现在上皮层内,未破坏基底膜或侵入其下的间质或真皮组织,更没有发生浸润和远处转移。

由于原位癌还没有形成浸润和转移,不符合癌症的特点,所以它并不是真正意义上的"癌"。所谓癌症的早期发现,最理想的也就是发现原位癌,这时治疗效果极佳。

Tis	原位癌
T1	肿瘤最大径 ≤ 3 厘米，周围被肺或脏层胸膜所包绕。支气管镜下肿瘤侵犯没有超出支气管近端（即没有累及主支气管）。根据肿瘤最大径的不同，还可细分为T1a、T1b。
T2	3 厘米＜肿瘤≤ 7 厘米，或者肿瘤具有以下任一特征：累及主气管，但距隆突 ≥ 2 厘米；侵犯脏层胸膜；伴有扩展到肺门的肺不张或阻塞性肺炎，但未累及全肺。根据肿瘤最大径不同，还可细分为T2a、T2b。
T3	肿瘤 ＞ 7 厘米，或肿瘤已直接侵犯了下述结构之一者：胸壁、膈肌、膈神经、纵隔胸膜、心包壁层；或肿瘤位于距隆突 ＜ 2 厘米的主支气管，但尚未累及隆突；或伴有累及全肺的肺不张或阻塞性肺炎或原发肿瘤同一肺叶内出现分散的单个或多个瘤结节。
T4	任何大小的肿瘤已直接侵犯了下述结构之一者：纵隔、心脏、大血管、隆突、喉返神经、气管、食管、椎体；同侧非原发肿瘤所在叶的其他肺叶出现分散单个或多个瘤结节。

N 淋巴结转移

N0	无区域淋巴结转移
N1	转移至同侧支气管旁淋巴结和（或）同侧肺门淋巴结，以及肺内淋巴结，包括直接侵犯
N2	转移至同侧纵隔及（或）隆突下淋巴结
N3	转移至对侧纵隔淋巴结、对侧肺门淋巴结、同侧或对侧斜角肌或锁骨上淋巴结

Ⓜ 远处转移

M0	没有远处转移
M1	有远处转移 根据转移的位置及数量,还可细分为 M1a,M1b

肺癌的 Ⅰ、Ⅱ、Ⅲ、Ⅳ期

M0	亚组	N0	N1	N2	N3
T1	T1a	Ⅰ	Ⅱ	Ⅲ	Ⅲ
	T1b	Ⅰ	Ⅱ	Ⅲ	Ⅲ
	T2a	Ⅰ	Ⅱ	Ⅲ	Ⅲ
T2	T2a	Ⅰ	Ⅱ	Ⅲ	Ⅲ
	T2b	Ⅱ	Ⅱ	Ⅲ	Ⅲ
T3	T3	Ⅱ	Ⅲ	Ⅲ	Ⅲ
T4	T4	Ⅲ	Ⅲ	Ⅲ	Ⅲ
M1		Ⅳ	Ⅳ	Ⅳ	Ⅳ

癌症Ⅰ、Ⅱ、Ⅲ、Ⅳ期是根据"T""N""M"3个指数而定。

民间说的癌症早期,通常多指Ⅰ期;癌症中期,多指Ⅱ、Ⅲ期;癌症晚期,多指Ⅳ期。

例如,有远处转移(M1),无论淋巴结无转移(N0)或有转移(N1～N3),均属Ⅳ。

部分小细胞肺癌的分期方法

对于接受非手术治疗的小细胞肺癌患者,采用美国退伍军人肺癌协会的"局限期"和"广泛期"分期方法。

对于接受外科手术的局限期小细胞肺癌患者,则采用上述 TNM 分期。

局限期 肿瘤局限于一侧胸腔,并且肿瘤局限于一个放射治疗视野所能包括的范围。

广泛期 肿瘤超出局限期范围。

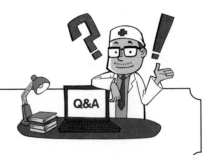

经典答疑

◆ 有人经常吸烟,为何没有得肺癌?

答：这是因为体质因人而异。

在烟雾中,引起肺癌的致癌物之一是苯并芘类。它进入人体,若要产生致癌作用,必须经过体内一种名叫羟化酶的加工处理。这种处理,在医学上称为"代谢活化过程"。

这种酶代谢活化能力的高低,每个人是不一样的,可能跟遗传因素有关。

活化能力较高的人,致癌物代谢活化比较多,容易发生癌症,而活化能力低的人,就不容易患癌。

换言之,每个人体内的羟化酶含量多少不一样,含量多的人如果有吸烟嗜好,就有得肺癌的危险,如果含量低,吸烟甚少或不吸烟,那少得肺癌的可能性就小。

可是,尽管吸烟不等于一定会患肺癌,但吸烟者得癌症的概率会显著增高,这是肯定的。

各国流行病学专家在大量人群中所做的调查均显示,吸烟者肺癌死亡率,较不吸烟者为高。这反映了吸烟与肺癌之间存在特殊联系,因此,还是建议吸烟者及早戒烟。

◆肺癌会不会传染?

答：肺癌不会传染。

这是由于癌症的发生源于自身局部组织的细胞异常增生。

一些肺癌患者的痰液中,可能会有脱落的癌细胞。但这些癌细胞在人体外很难存活,也不具备传染性,没法使健康人致病。

因此,和肺癌患者吃饭、握手、聊天,都是安全的。

不过,很多肺癌患者,都有长期吸烟史。常年与这类患者生活、工作,可能会在不知不觉中,吸入大量"二手烟""三手烟",这会提高罹患肺癌的风险。

还有部分肺癌患者,可能合并患有肺炎、肺结核。这些肺部疾病具有传染性,需要多加留心。

◆肿瘤小就一定是早期吗?

答：不一定。有些肿瘤的体积虽然比较小,但已经出现多处淋巴结转移,也会属于Ⅱ或Ⅲ期。

如果肿瘤已经出现远处转移,那么无论肿瘤体积有多大,是否存在淋巴结转移,都属于Ⅳ期。

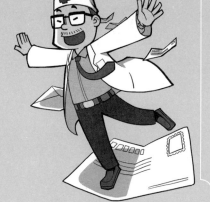

精准判断病情

诊断篇

PART 1 ▶
肺癌信号早知道

肺癌的常见表现

肺癌早期可无明显症状,症状也无特异性,当病情发展到一定程度时,常出现如下症状。

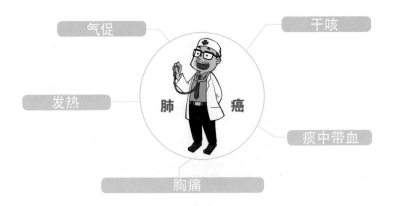

当呼吸道症状超过 2 周,经对症治疗不能缓解,要高度警惕肺癌存在的可能性。

详解肺癌典型症状

干咳

肺癌引起的咳嗽有其特点：若癌肿生长在支气管腔内壁，因其不断膨胀性生长大，可引起刺激性呛咳、干咳，无痰或少许泡沫状痰；若癌肿完全阻塞了支气管时，会引起患者难以忍受的剧咳。

血痰

它往往出现在肺癌早期。肺部有丰富的血管，当癌细胞侵犯到毛细血管时，患者出现血痰，当癌细胞侵犯到肺部较大的血管时，患者则出现中等咯血或大咯血。

胸痛

胸痛常为隐痛或钝痛、闷痛，这多表示癌肿在支气管壁或肺的淋巴结内膨胀性生长。

若癌肿侵犯到胸膜时，则有患者出现尖锐的刺痛，咳嗽时加重，呈持续剧烈疼痛。

若癌肿侵犯到胸膜、肋骨、脊柱，患者则出现有明显的压痛点。

发热

多见午后低热，服用退烧药后，体温会下降，但停止服药后，体温又会回升，反复不见好。

这往往是由于癌细胞释放了一些可致体温升高的物质。也有部分同时存在肺部感染的肺癌患者，会出现高热。

那些非典型警报

　　常常有肺癌患者问："医生,我并没有咳嗽,也没有血痰,怎么会是肺癌呢?"

　　其实,肺癌不一定都有肺部的症状。

　　首先,这跟肺部的解剖特点有关。我们的肺部,一共可以分为 5 个肺叶,左肺有上、下 2 叶,右肺有上、中、下 3 叶。一个肺叶出现问题了,其他肺叶可以代偿性地工作。

　　其次,还跟肿瘤生长的位置、大小相关。

　　肺癌病灶在支气管浸润生长,刺激支气管黏膜,会引起持续的咳嗽;病灶对血管造成损伤,会引起痰中带血或咯血;病灶阻塞气道,会引起气喘、胸痛等症状。

　　但如果肿瘤的生长恰巧都没有遇到上述情况,便可能不会出现上述典型的肺部症状。

　　再次,一些晚期肺癌患者,癌症已经发生转移,故而可能出现转移部位的症状。例如,脑转移的,出现头晕头痛、恶心呕吐;骨转移的,出现骨痛;肝转移的,出现肝区胀满不适等。

　　由于肺癌起病隐匿,所以很多患者确诊肺癌的时候,癌症已经发展到中晚期。

　　要及早发现肺癌,对以下这些非典型的肺癌先兆,也要留心。

声音嘶哑

当肿瘤侵犯淋巴结，压迫喉返神经，会出现声音嘶哑、吞咽困难症状。

所以，在没有受凉、咽喉部又无疼痛的情况下，突然出现声音嘶哑，不能简单以为是喉咙发炎。

头面肿、颈变粗

当上腔静脉受肿瘤侵犯时，静脉的回流受阻，就会出现头面部的水肿、头晕、视物模糊，甚至整个胸壁的水肿。

杵状指（趾）

即手指或足趾的末端指（趾）节明显增宽、增厚。

男性乳房肿大

这是癌细胞分泌催乳激素和异位性绒膜毛促性腺激素的结果。

头痛眩晕、恶心呕吐、视物不清

这些症状很像脑卒中，实际上，也可能是肺癌脑转移的表现。

肺脏具有丰富的血管，脱落的癌细胞很容易随血流转移到脑部，特别是小细胞肺癌，转移得更早，有不少患者在出现肺部症状之前，就出现脑部症状。

莫名消瘦

肿瘤毒素造成人体不能充分利用营养物质、食欲不佳、甚至不能进食；肿瘤还会与正常的组织争夺营养物质。不少肺癌患者反映，他们经常浑身没力，每天没做什么事，但还是感觉很疲累。

PART 2 ▶
肺癌检查怎么做

胸透——逐渐被淘汰

时至今日,很多医院门诊已取消胸透这项检查。只有少数单位体检还保留这一项目。

为什么呢?主要有两个原因。

胸透容易漏诊

胸透属于X射线检查的一种。

胸透的密度分辨力较低,图像较模糊,只能对直径大于10毫米结节有较好的检出率,容易漏诊,尤其是对年纪大的患者。

而且,胸透看一遍就过了,没有影像资料保留下来。患者检查后能拿到的,只是医生写的病情文字描述。不像拍胸片那样,能拿到一张黑白阴影的X光胶片。

胸透辐射量比较高

拍一次胸片的辐射剂量在0.02 ~ 0.05毫西弗,而胸透的辐射剂量为0.3毫西弗左右。胸透的辐射剂量是胸片的6倍甚至更多,这与拍胸透时患者需要较长时间站立在仪器前有关。

★毫西弗:用来衡量辐射剂量的单位。

胸片——经济实惠

相对于胸透,胸片成像速度快,分辨率高,操作简单;且从价格来说,胸片比 CT 实惠。

清晰度:胸透 < 胸片

进入数码时代后,胸片的清晰度大为提高,但是其基本的成像原理没有变化,都是把一个立体的胸部结构成像在一张片子上,势必会导致许多胸部组织的影像重叠在一起。

当肺部肿块太小,或者是隐藏于心脏、食管、膈肌、肋骨后时,胸片有时是难以看见的。

当胸部正位片提示有肿瘤风险的时候,往往是疾病发展比较严重的时期了。它几乎不能诊断早期肺癌。

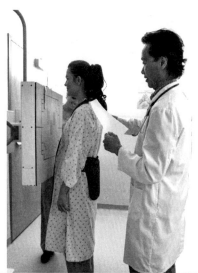

胸片怎么拍?

被检查者站在 X 射线发射机前,拍一张片子就行了。

低剂量 CT
——最佳肺癌筛查法

低剂量螺旋 CT 检查,是目前肺癌筛查和早期诊断最常用的手段。

早期癌症,也能及时发现

它可以发现毫米级别的微小病灶,还可以进一步确定病变所在的部位和累及范围,鉴别其良、恶性。它所发现的 I 期肺癌,是常规胸片的 6 倍。

国际早期肺癌行动计划利用低剂量 CT 筛查发现的肺癌,I 期肺癌占 80％以上,接受手术的 I 期患者,十年生存率达92％。推测年度低剂量 CT 筛查,可以减少 80％的肺癌死亡。

北美、日本的肺癌患者,其五年生存率远高于我国。其中,一个最关键因素是他们的肺癌早期筛查工作做得相当好。在日本,CT 机被安装在流动汽车上,开入社区去为人们进行检查。

做低剂量 CT,要"吃"射线?

不少人担心,进行低剂量 CT 检查得吸收很多射线。实际上,低剂量 CT,正如其名称所提示的,放射剂量只有普通螺旋CT 的六分之一至五分之一,相当于一个人接受的全年自然环境放射总量。

在美国、日本等发达国家,每年有大量中老年人定期接受低剂量 CT 检查,事实也证明,该检查对人体相当安全。

这些高危人群，每年都要做低剂量 CT

◇ **45 岁以上，长期吸烟者或吸二手烟者**。

◇ **有肺癌家族史者**。家族中曾有过癌症患者，特别是家族中有两人以上患过肺癌，那么，这个家族的成员患肺癌的风险，就增加了 7 倍余。

◇ **有癌症病史者**。以前得过肺癌、淋巴瘤、头颈癌或吸烟相关癌症的患者，再发肺癌的风险增加。

◇ **高风险职业者**。长期接触铀、镭等放射性物质以及无机砷、石棉、铬、镍等的人。

◇ **慢性肺部疾病患者**。若患有肺结核、慢性阻塞性肺病、肺纤维化等，这些疾病都可能提高患肺癌的风险。

◇ **20 年以上未患感冒的人群**。专家通过多年的临床经验发现，这类人群也有可能成为肺癌的高危患者。

低剂量 CT 检查注意事项

患者胸部不能有金属物品，包括金属扣子、金属拉链、金属材质的文胸等。

患者不能佩戴高密度材质的项链。

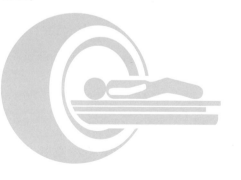

低剂量 CT 检查怎么做

躺在 CT 检查床上，屏息数秒，即可完成胸部扫描。

MRI 检查
——与 CT 各有所长

MRI 即磁共振成像。它主要是利用磁场,刺激人体里的氢质子发出特殊"信号",再采集、解读这些信号,检查人体是否存在异常。

由于肺组织缺乏磁共振信号,所以,MRI 并不作为检查肺癌的常规手段。若患者对 CT 造影剂过敏,可用 MRI 做辅助诊断。

不过,MRI 特别适用于判定脑、脊髓有无转移,脑增强 MRI 应作为肺癌术前常规分期检查。MRI 对骨髓腔转移敏感度和特异度均很高,可根据临床需求选用。

做 MRI 对身体有影响吗

就目前的磁共振技术而言,其设备的激励源是短波和超短波段的电磁波,为非电离辐射,平均功率仅为数瓦,低于推荐的非电离辐射的安全标准。

而且,其产生的静磁场或线性梯度磁场也不会引起机体的异常反应。可以说,磁共振是一种安全的检查方法。

MRI 检查怎么做

进行磁共振检查时,被检查者躺在柱状狭长的磁体腔中,等待仪器完成检查即可。

骨扫描检查——**查骨转移**

骨扫描检查是用于判断肺癌是否发生了骨转移的常规检查。较之 PET-CT,骨扫描检查较为经济。

PET-CT——高端全身检查法

PET 即正电子发射计算机断层扫描。

PET-CT,就是 PET+CT

人体细胞时时刻刻都在新陈代谢,需要吸收利用葡萄糖、蛋白质等物质。把这些物质标记上放射性同位素,注射到人体里,然后用 PET 探测,就可以知道标记物质如何参与细胞代谢。

癌细胞的生长速度很快,需要大量摄取标记物质。这就是诊断病情的线索。

但 PET 不能精确定位病变所在,而 CT 能够清晰地看到它们在哪个部位。

PET-CT 融合了 PET 与 CT 的优势,起到 1+1 > 2 的效果,既能很好地判断病变的性质、程度,又能找到病变位置。

价格高昂的"贵族检查"

一次 PET-CT 检查,通常需 1 万元左右。有条件者推荐使用,它是肺癌诊断、分期与再分期、疗效评价和预后评估的最佳方法。

PET-CT 检查怎么做

先注射显像剂,注射后休息 45 分钟以上,排尽尿液。然后躺在 PET-CT 的仪器上,进行显像检查。检查过程需 30 分钟。

患者进行检查时,注意如下几点。

(1)检查前 6 小时开始,禁食、禁酒、禁饮含糖或含咖啡因的饮料,禁做剧烈或长时间的运动。

(2)检查前,取下身上所有的高密度物质,如腰带、钥匙、项链、首饰、胸罩、硬币。

(3)检查后 10 小时内,尽量不要与孕妇和儿童接触,多喝水,以便尽可能地将放射性物质排出体外。

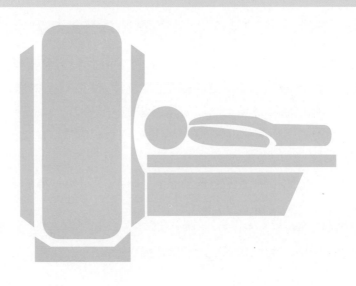

痰检
——最简便，但敏感性不高

痰液细胞学检查(简称"痰检")主要检查被患者咳出的痰液含有的肺癌表面脱落的癌细胞。

痰液检查简单、方便，但其敏感性不是很高。与周围型肺癌相比，中央型肺癌相对比较容易通过痰液检查出来。

痰液没有癌细胞，也不能排除癌症

痰液中没有癌细胞，除了患者可能没有罹患肺癌外，但不排除可能有其他多种原因。

例如，痰液标本质量不过关。患者在留取痰液时，没有正确地将肺部深处的痰液咳出来，咳出来的大多只是唾液。

再如，跟肿瘤的位置有关。有些肿瘤所处的支气管比较狭窄，癌细胞没法排出来，等等。

因此，进行痰液检查后，阴性者仍然需要进行进一步的检查。

痰检呈阳性，也不一定意味着是得了肺癌，需要先排除其他上呼吸道的癌症，如口腔癌、气管癌等。因为这些癌症脱落的癌细胞可能混杂在痰液中。

痰检怎么做

　　患者留取痰液标本,供医院进行检验。为了提高检查准确性,一般需要送检 4 ~ 6 次。

　　留取痰液时,患者需要注意如下几点。

　　(1)建议在晨起漱口后咳痰,先轻轻将潴留在气管内的陈旧痰咳出,然后深呼吸,将肺部深处的痰液咳出来。

　　(2)无痰液的,也可以在医院用雾化吸入法引痰。

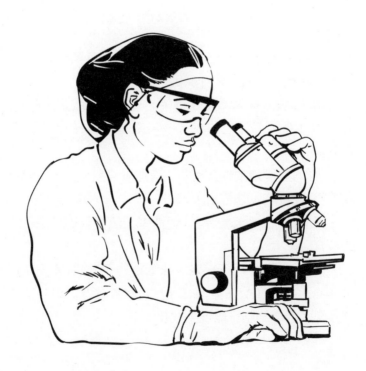

纤维支气管镜检查
——诊断癌症的有力帮手

有不少患者做胸部 X 射线或其他类似检查时发现肺部出了些问题或长了东西，就会听到医生建议做一次"纤维支气管镜"（简称"纤支镜"）检查，确定病情。

与胃肠镜一样，纤支镜检查术也是临床上很成熟的技术，对肺癌的确诊起了功不可没的作用。

纤支镜在诊断方面能做什么

镜检　利用冷光源把气管、支气管腔看个遍。

刷检　可疑部位用很细的毛刷刷检，获取细胞学检查的标本。

活检　在病变部位以活检钳钳夹组织，做病理学检查。

纤支镜检查的优势

较之其他检查方式，在确定肿块的良恶性方面，纤支镜有其优势。

因为镜身纤细可弯曲，且照明良好，不管是气管、隆突还是支气管的叶开口或段开口，这些复杂的解剖结构，对纤支镜来说全不在话下，"九群二十七地堡"都能进去转一转。

如果纤支镜看见支气管黏膜外压性隆起，有可能是支气管壁的肿瘤、转移瘤、肺结核或其他肿瘤，可采取直接钳取，50％可发现问题；在纤支镜引导下，细针穿刺吸取瘤组织送检，70％可知道是什么原因；如果同时进行钳取组织活检、穿刺抽吸、支气管刷检和冲洗，四管齐下，97％的病变能得到明确诊断。

尤其是发生在肺门附近的肺癌，其90％～100％的病变经过纤支镜的直接钳取送病理学检查都能一清二楚。

而一些隐匿性的肺病，有时患者有明显症状，如长期咳嗽，甚至咯血，但影像学总显示"无明显异常"。这种情况，借助纤支镜，医生在明亮清晰的画面中，对一些小病变一目了然，即使性质不明，也可以借助镜下取活检获得确切答案。

纤支镜怎么做

先做局部表面麻醉，即雾化吸入麻醉药，然后纤支镜经鼻腔及气管到达肺部。

很多患者担心会有危险。

实际上，纤支镜很细，直径不到5毫米，更重要的是，它非常柔软，可任意弯曲。例如，弯曲角度向上可达180度，向下可达130度。

所以，极少发生有些人担心的"把肿瘤捅破了"的情况。

而且，在麻醉的作用下，整个过程，检查者几乎感觉不到疼痛。

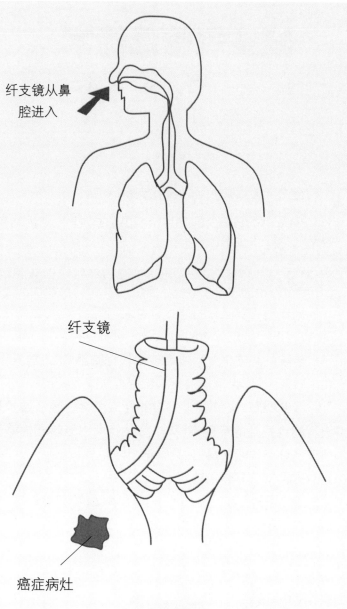

纤支镜从鼻
腔进入

纤支镜

癌症病灶

纤支镜检查

经支气管活检术
——"活检" 不可怕

经支气管活检术可通过纤支镜完成。

经支气管活检术主要有以下两大类：经支气管针吸活检术、经支气管肺活检术。

经支气管针吸活检术

经支气管针吸活检术可以穿刺气管或支气管旁的淋巴结和肿块，有助于肺癌诊断和淋巴结分期。

传统的经支气管针吸活检术根据胸部 CT 定位操作，对术者要求较高，不作为常规推荐的检查方法。

目前，超声支气管镜引导的经支气管针吸活检术可以实时进行胸内病灶的穿刺，对肺癌病灶及淋巴结转移能够获得精确病理及细胞学诊断，且更具有安全性。

这种支气管镜的前端有个超声探头，进入支气管后，医生借助它的"照射"可以准确地辨识肿物、血管和淋巴等结构，精准地将取样针扎入可疑肿物内进行取样活检。

经支气管针吸活检术怎么做?

将可弯曲的特制穿刺针通过支气管镜进入气道内,穿透气管壁,对气管及支气管腔外病变进行穿刺,获取细胞或组织。

患者在术前4~6小时须禁食;术中,一定要遵照医生的指令进行吸气、屏气、浅呼吸,以免因呼吸使肺内肿块上下移动造成穿刺不准,影响诊断效果。

做完检查后,尽量不要咳嗽,躺在床上休息12~24小时,出现呼吸困难应立即报告医生。

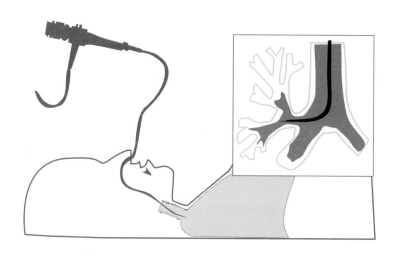

经支气管肺活检术

经支气管肺活检术可在 X 射线、CT、气道超声探头、虚拟支气管镜、电磁导航支气管镜和细支气管镜引导下进行。

适合诊断中外三分之二的肺外周病变,并在诊断的同时检查了管腔内情况,是非外科诊断肺部结节的重要手段。

经支气管肺活检术怎么做

将可弯曲的支气管镜插入患者支气管分支,夹取病理肺组织。

活检对身体伤害大吗

活检有发生并发症的可能,如气胸、出血、咯血等。

不过,由于技术水平的提升,现在气胸发生率很低。而且,由于目前使用的都是细针穿刺,所引起的气胸大多都能自行关闭,不需特别处理,无须过分担心。

还有患者怕活检会导致肿瘤转移。实际上,发生这种情况的可能性非常小,临床上几乎没有看到。因为害怕肿瘤转移而拒绝活检,这很可能会使肺癌迟迟无法确诊,延误治疗。

纵隔镜、胸腔镜检查
——"神器"的"小镜子"

纵隔镜检查

纵隔镜主要用于鉴别纵隔淋巴结的良恶性。

纵隔镜作为确诊肺癌分期和评估淋巴结的有效方法，是目前临床评价肺癌纵隔淋巴结病变的金标准。

纵隔镜检查怎么做

全身麻醉后，通过颈部小切口置入纵隔镜，直接对气管周围、气管隆突下及支气管区域进行活检。

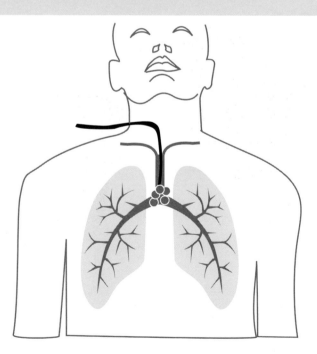

胸腔镜检查

胸腔镜检查可以准确地进行肺癌诊断和分期。

对于经支气管肺活检术等检查方法无法取得病理标本的早期肺癌,尤其是肺部微小结节病变,行胸腔镜下病灶楔形切除,可达到明确诊断及治疗目的。

对于中晚期肺癌,胸腔镜下可以行淋巴结、胸膜和心包的活检,胸水及心包积液的组织和细胞学检查,为制订全面治疗方案和个体化治疗方案提供可靠依据。

胸腔镜检查怎么做

全身麻醉后,在胸壁上作2～3个2～3厘米的小切口,进行胸腔镜检查及必要的治疗。

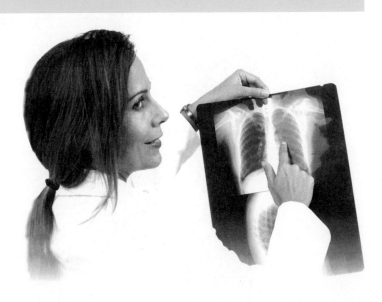

肺癌基因检测
——决定治疗方案的"指挥棒"

从怀疑病情开始检查,抽血、拍各种片子、活检、扫描,现在又强调分子检测,很多人觉得检查没完没了,甚至怀疑这又是一种高科技包装下的谎言。

但是,时至今日,肺癌基因检测已经不是一项可有可无的检查,而是患者必须获得的疾病信息之一。

对晚期患者,基因检测直接决定治疗手段

目前,各国指南已经明确,对于 EGFR 基因突变的晚期非小细胞肺癌,推荐相应的分子靶向药物作为一线治疗,而对于 ALK 融合基因阳性患者,也推荐相应的靶向药物作为一线治疗。

对这些患者来说,分子靶向药物并不是最后没有办法的无奈之举,其效果显著,胜于原先的化疗方案,甚至优于化疗加靶向药物的联合治疗。

取肿瘤组织进行检测

肿瘤组织的基因检测,是目前国内唯一通过药监部门批准的方法,也是全世界公认的方法,需要取肿瘤组织标本进行检测。

目前,用抽血等方法进行基因检测是可行的,但该方法准确率有限,目前全世界都还没有将其列为标准的检查方法,未被广泛使用。

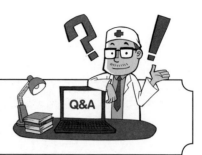

经典答疑

◆ 痰中带血,会不会是得了肺癌?

答:引起痰中带血的原因很多。

首先要注意的是血的来源,如上消化道、鼻腔、牙龈、咽喉等都有可能。如能排除以上因素,痰中带血往往提示的是下呼吸道出血。

下呼吸道出血的常见原因也很多,主要有:①气管、支气管疾病,如肿瘤、急慢性支气管炎、支气管扩张等。②肺部疾病,如肺炎、肺脓肿、肺结核等。③心脏疾病,如二尖瓣狭窄、左心衰等引起的肺循环障碍等。④血液疾病,如血小板减少等。

可见,痰中带血并不是肺癌的"专利"。

但如果年龄较大,有吸烟史,还是应该慎重。建议其尽快就诊,进行低剂量CT、痰液找脱落细胞、心脏彩超等检查,以明确病因,尽早治疗。

◆ "一滴血验癌症",靠谱吗?

答:"一滴血验癌症"是指从血液中找肿瘤标记物或从血液中查找肿瘤成分,以初步判断患肿瘤的可能性。肿瘤标志物只是癌症检查的辅助方法,不是确诊手段。从血液中寻找肿瘤成分,也未纳入主流方法。

确有少数癌症通过验血可以早期发现,如检测血清甲胎蛋白（AFP）、前列腺特异性抗原（PSA）、人绒毛膜促性腺激素（HCG）等，对诊断原发性肝癌、前列腺癌和生殖系统肿瘤有很大帮助，但也不是 100% 准确，所得的结果必须结合其他诊断方法的结果进行综合分析。

不过，尚未发现一种所有癌症都具有的特殊共同标记物。

◆检查发现肺部小结节，是癌吗？

答：一般而言，肺部结节小于 8 毫米，且边缘清晰光滑的，临床上考虑良性的可能性较大，但仍需要定期观察；若结节边缘毛糙，或在短期内快速增大，则要高度警惕恶性可能。

如果结节在两年内未观察到生长，多为良性或是发展很缓慢的肺癌，可继续复查追踪。

注意一点，结节越大，复查越不能偷懒。

考虑为肺部良性结节，直径小于 4 毫米的，应至少每 12 个月随访 1 次。结节直径为 4 ~ 6 毫米的，应每隔 6 个月随访；如果结节没有变化，则每年定期随访。结节直径为 6 ~ 8 毫米的，应在最初的 3 ~ 6 个月之间复查 1 次，9 ~ 12 个月时再复查 1 次；如果没变化，则每年定期随访。

对于多个小的实性结节，随访的频率和持续时间应依照最大的结节进行。具体应遵医嘱而定。

考虑为恶性可能性大的，则应尽快行穿刺活检或手术切除。

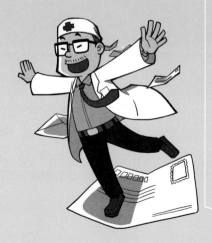

该出手时就出手

治疗篇

PART 1 ▶
肺癌,分而治之

肺癌主要分两大类,非小细胞癌和小细胞癌。
两者的发病特点、预后很不相同,适宜的治疗手段也不一样。

非小细胞癌怎么治

非小细胞癌的转移、扩散相对慢一些,早期以手术治疗为主,后期则需综合治疗。

Ⅰ~Ⅱ期	外科手术往往是首选,部分患者需要辅助化疗。
Ⅲ期	多学科综合治疗是最佳选择。
Ⅳ期	在开始治疗前,应先获取肿瘤组织进行基因检测,根据基因状况决定相应的治疗策略。非小细胞癌以全身治疗为主要手段,治疗目的是提高患者生活质量、延长生存期。

小细胞癌怎么治

　　小细胞肺癌恶性程度较高,容易较早发生远处转移,其治疗以化疗为主。

早期　　手术+辅助放化疗。

晚期　　化疗为主的综合治疗。

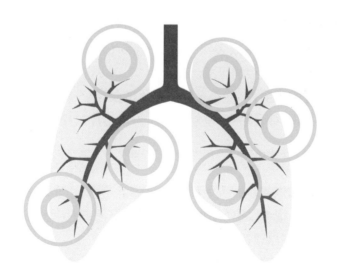

PART 2 ▶
手术——早中期首选疗法

1933年,美国医生采用全肺切除术治疗肺癌后,闪烁着银色之光的手术刀成为医生们与肺癌搏斗的最佳武器,直至科学技术迅猛发展的今天,仍然如此!

手术,为什么说是首选

手术是早中期非小细胞肺癌的主要治疗手段,也是目前临床治愈肺癌的重要方法。与众多实体瘤的治疗原则一样,接受根治性手术,肺癌患者有长期生存的可能。

临床经验表明,年龄不是肺癌手术的禁忌证,即使是80多岁的老人,通过手术及综合治疗,也能获得很好的治疗效果。

不能手术的,多是发现较晚

一确诊肺癌就能有手术机会的患者并不多,主要原因是早期发现的肺癌太少。很多肺癌发现时,瘤体已经很大,无法立刻手术;有的瘤体不大,但已经出现远处转移。

其实,对于不能马上做手术的患者,可以通过化疗,将肿瘤缩小,达到降低分期的目的,然后抓住时机进行根治性切除。

晚期肺癌，没必要做手术了?

即使是已有胸水或较晚期的病例，只要没有对侧肺或全身远处转移，还是要争取机会切除肺癌病灶。

统计资料表明，晚期肺癌患者如果不进行治疗，仅能生存3～4个月，而采取手术等综合措施治疗后，患者的生存质量明显提高，部分患者甚至能生存3～5年。可见，治与不治的结果大不一样。

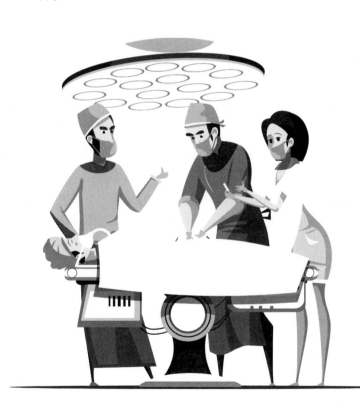

开胸手术 vs 胸腔镜手术

很多肺癌患者担心肺癌手术得开胸,在胸口上切开一个几十厘米的大口子,甚至还得切断肋骨、肌肉。手术后,会元气大伤。

其实,现在相当一部分肺癌患者都适合进行胸腔镜微创手术,尤其是早期、中期可切除的肺癌患者。

而在国内部分开展时间较长、技术较为成熟的胸外科团队,如广州医科大学附属第一医院、上海胸科医院等,微创手术方式基本可以覆盖95％的手术患者,甚至是部分中晚期患者、中央型肺癌患者等。

使用胸腔镜,无须"开膛破肚"

胸腔镜微创手术是怎么做的?

先在胸壁上打1～3个小孔,置入微型手术器械。然后,通过微小的医用摄像头,将胸腔内的情况投影到电视屏幕上,医生看着电视屏幕进行手术。找到肿瘤后,医生会将其从周围的组织中分离,把它从小孔中拖出来。

肺癌微创手术是以尽可能小的创伤,达到治疗疾病的目的,具有创伤小、出血量少、手术用时短、疼痛少、康复快、并发症少等优点。

微创手术，也能切干净

灵活的医用摄像头，大大增加了手术医生的视野，使他们看到传统开胸手术难以看到的部位。

有研究表明，对于胸腔各组淋巴结的清扫，胸腔镜手术能达到与开胸手术相同的效果。

针对非小细胞肺癌患者，胸腔镜手术的远期疗效也与开胸手术没有差异。

所以，综合近期疗效与远期疗效来考虑，条件允许的情况下，还是应该推荐能够手术的非小细胞肺癌患者接受胸腔镜手术。

2006年美国国家综合癌症网络（NCCN）肺癌治疗的指引中明确指出"胸腔镜肺叶切除对可切除的肺癌是一种可行的选择"。

胸腔镜手术贵吗

尽管微创手术的费用要昂贵一些，然而，大部分进行微创手术的患者在手术过程中，无须输血、术后用药少、住院时间短，因而可以省去一大笔费用。这样，微创手术与传统手术的总费用可基本持平。

革命性的**无管手术**

近年来,广州医科大学附属第一医院何建行教授医疗团队致力于无管微创胸腔镜手术的推广与应用。

无管手术指在术中无须行气管插管,术后无须留胸腔引流管和导尿管。

术中,患者可以自主呼吸

进行传统的胸腔镜手术,患者需要全身麻醉,全身肌肉都处在松弛状态。

这意味着,患者无法自主呼吸,需要进行气管插管,借助呼吸机呼吸,而且还要留置尿管。

气管插管,一方面可能直接损伤声带、咽喉、肺,另一方面存在引起各种并发症的风险,如肺部感染、通气压力肺损伤、肺扩张损伤、支气管痉挛等。尿管也会对尿道和膀胱有一定的刺激作用。

受全身麻醉药物的影响,患者术后清醒以后,还得过一段时间,才能恢复正常进食、行走,往往需要住院 1 周左右。

另外,为了避免术后出现渗出或积液,传统胸腔镜手术需要在患者体内,留置胸腔引流管,存在感染的风险。

而无管微创胸腔镜手术,则可以避免以上这些问题。

可以当天入院,当天出院

由于损伤更少、疼痛感更轻,进行无管微创胸腔镜手术的患者,往往恢复更快。

一般来说,患者在术后 4 ~ 6 小时即可以进食,手术当天就可以自己行走。

这可谓真正的"日间手术",部分患者甚至可以当天入院、当天手术、当天出院。

常见的肺癌**手术方式**

从切除肺的范围来看,肺癌手术可以分为以下几类。

亚肺叶切除术

切除局部肺组织。多适用于病灶活检或病灶小的周围型肺癌。

手术危险性:★

丧失肺功能的程度:0 ~ 5％。

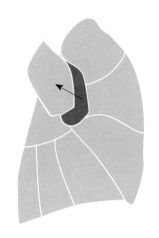

肺叶切除术

切除一个或多个肺叶。

手术危险性:★

丧失肺功能的程度:10％ ~ 15％。

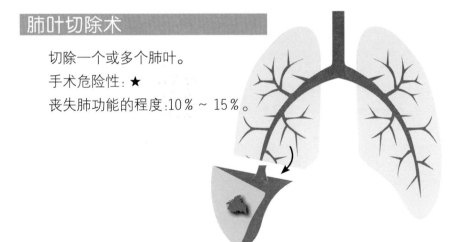

袖状肺叶切除术

切除病灶侵犯的肺叶以及支气管,将远端累及的肺叶及支气管进行重新吻合,以最大限度保留正常肺组织。

手术危险性: ★★

丧失肺功能的程度: 10％ ~ 15％。

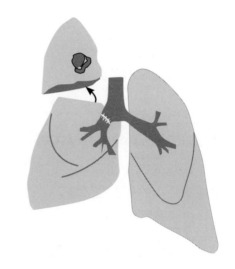

全肺切除术

切除一侧肺部。多适用于巨大肿瘤或肿瘤侵犯了肺门、主支气管等情况。

手术危险性: ★★★

丧失肺功能的程度: 45％ ~ 55％。

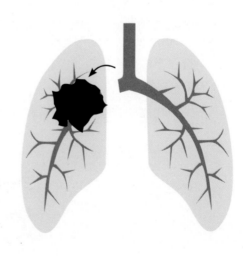

做好准备，迎接手术

手术毕竟是一种创伤性的治疗方法，具有一定的风险。因此，术前必须进行全面的检查。

而对患者来说，要注意如下几点。

术前 2 ~ 3 周起，必须戒烟

肺癌术后，如果不能有效排痰，容易出现肺不张，增加肺部感染的风险。

而烟草恰恰会导致细支气管收缩，降低气管内纤毛对黏液的清扫能力，使痰液淤积在人体内，无法被及时排出。

学会有效咳嗽

为了让术后能顺利排痰，术前就要学会有效咳嗽。

可取坐位或半卧位，先深呼吸若干次，然后尽可能深吸一口气，屏住呼吸一两秒，同时打开嘴巴与喉咙，胸腹一同用力，大力咳嗽。

进行呼吸锻炼

取坐位或半卧位，尽量深吸气，再缓缓吐出，重复数十次，一天练习 3 ~ 4 回，以起到增加肺通气量的作用。

术前一日，要做些什么

备皮：护士会剃去患者术区的体毛，预防切口感染。

抽血：抽取静脉血，验血型，以便手术输血之需。

饮食：无特殊禁忌，一般术前 12 小时禁食，术前 8 小时禁水。

睡眠：保证良好睡眠，可服用安眠药助眠。

肺癌术后,**如何护理**

任何术后的正确护理,都对患者的康复至关重要。针对肺癌手术,首先要注意的是预防肺不张以及肺部感染。

若留置胸管,需妥善固定

部分患者术后,胸腔需要留置胸管,以便排出胸腔积液、积气。

家属护理时,要注意固定引流管,避免引流管脱落;不能使引流管受到牵拉、挤压;引流口的位置应高于引流袋。

积极进行呼吸康复锻炼

术后开始一两天就要主动咳嗽、排痰、深呼吸。这样可以避免痰液堵塞,预防肺部感染,促进肺脏扩张。

咳嗽时,宜取坐位或半卧位。

保护伤口,预防感染

患者在深呼吸或咳嗽时,可以轻轻扶压切口,压紧肋骨,然后用力咳嗽。家人在其咳嗽时帮助拍背,直至患者将痰液全部咳出为止。

另外,需鼓励患者尽早下床活动,这也可起到预防肺部感染的作用。

饮食无严格禁忌

术后早期尽量选择清淡、细软、易消化的食物,如汤、奶制品、粥、鸡蛋羹等。

后期则可正常饮食,适当增加牛奶、动物肝脏等高蛋白含量食品。

避免进食烟酒、辛辣刺激食品。

肺癌术后，都需要化疗吗

肺癌手术合并术后化疗一直被认为是内外科结合治疗肿瘤的一个典范。在其刚问世的时候，几乎成为早期肺癌的标准化治疗方案。

然而，每个患者哪怕是同一个类型的疾病或肿瘤，都肯定存在个体差异性。实际上，不是每一个患者术后都必须得化疗。

要不要化疗，一看风险高低

2010 年，由美国加利福尼亚大学旧金山分校和呼吸疾病国家重点实验室联合成立了肺癌转化医学实验室。该实验室通过 2 年时间，对国内外十几家肺癌中心 1000 多例的大样本进行回顾性研究发现，14 个基因位点在早期肺癌术后不同预后风险的人群中的表达不同并具有共性。

因此，通过检测这 14 个基因的表达水平，可以将肺癌患者的术后预后风险分为高、中、低风险的三个层次，从而根据风险高低进行术后的相关辅助治疗。

如果属于高风险人群，术后则需进行化疗；如果属于中低风险人群，则没有进行化疗的必要。可见，不再是像以前一样，所有患者都一概需要化疗。

这一成果是精准医学的完美体现。但作为高新技术，基因检测的费用并不低，很多患者可能不愿意去花费这个检测的费用。

因此，广州医科大学附属第一医院相关医疗团队又通过列线图（Nomogram）的方法，结合临床特征，进行术后预后风险的评估，而这一方法，简便易推广，患者也无须支付过多的费用。

目前，该方法已经被国际上多家癌症中心、癌症网站，引用为肺癌预后风险预测的模型进行使用，效果显著。

Ⅰb～Ⅲa 期患者,在手术后一般都需要术后辅助化疗。

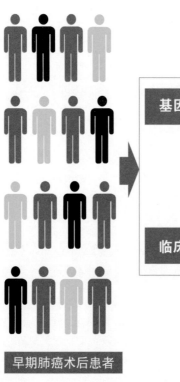

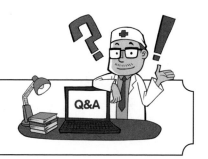

经典答疑

◆ 做完肺癌手术后,身体恢复正常,就是治愈了吗?

答:癌症治疗五年生存率是医生用来评价手术和治疗效果的,不是癌症治愈的指标,只能算是患者的癌症病情已得到缓解和控制。

因为残留在体内的癌细胞经过一段潜伏时间,可在一定的内因和外因作用下重新增殖形成癌症,这种情况称为复发。为了防止复发,肿瘤的治疗时间都比较长,需进行综合治疗。

癌症患者经过治疗后生存时间超过五年,又无任何复发迹象的,可以认为治愈,但不等于万事大吉,从此就可高枕无忧。

正确的态度是:定期请医生根据症状和癌症扩散的规律进行检查,这样即使有了复发,也能早期诊断,及时治疗。所以,在治疗后五年期内及其后,需要定期复查,积极配合医生治疗,才可使自己健康长寿。

◆ 肺癌脑转移,还有必要积极治疗吗?

答:肺癌脑转移的确比较棘手,但也并非只有姑息等待的选择,一些较为积极的方法也可在一定程度上控制病情或减轻症状。

　　如果肺癌和脑转移癌同时发现，患者情况允许，可在接受肺部原发癌切除的同时，治疗脑部转移癌。有时候，即使肺部原发肿瘤因为大小或者位置原因，难以切除，而脑部肿瘤经评估可以治疗，只要患者全身条件许可，也可切除以减轻症状。

　　如果是发现肺癌并接受治疗一段时间后，检查发现脑部有单个转移瘤，患者身体条件许可，也可接受外科手术；但如果同时有两个或以上转移瘤，伽马刀治疗可能比外科手术难度和风险小些。

　　手术与否关键还是评估患者身体条件，一般来说，年纪相对较轻、术前估计无须做全肺切除、脑部转移瘤有切除把握、无其他远处转移(如骨、肝脏、肾上腺等)等，可考虑积极治疗。

　　但这些临床决策都应由医生与患者及家属商讨选择，应强调的是，积极治疗应以提高患者生活质量为前提。

化疗：
用化学药物"毒死"癌细胞

　　相对于手术、放疗，化疗是肿瘤治疗三大主要手段中最"年轻"的。

　　化疗是利用具有细胞毒性作用的化学药物，针对有某种特性，如增殖特别旺盛（这也是肿瘤细胞的生物学特点）的细胞进行治疗。药物进入体内后，找到这些"目标细胞"，利用其对细胞的毒性作用，使这些细胞凋亡。

　　化疗的发展使肿瘤治疗不再局限于用刀切掉，或用射线烧掉，而是可以将药效作用于全身，使肿瘤缩小甚至消失。这样，一些原来微小的、难以发现或转移的病灶也可得到抑制，给癌症患者带来希望。

　　但是，除了肿瘤细胞，黏膜上皮、毛发、造血细胞等也同样"生机勃勃"，于是，也成了药物的目标而被损伤。因此，容易出现脱发、骨髓抑制、口腔溃疡等不良反应。

肺癌化疗分三类

肺癌完全切除术后进行的化疗减少癌转移的概率,提高生存率。

辅助化疗

姑息化疗　　**新辅助化疗**

用于晚期肺癌,延缓病变进程,提高生存质量和生存时间。

即术前化疗,使原本无法进行手术的癌症病灶,转变为可手术。

化疗怎么做

静脉输注

口服药物

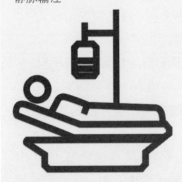

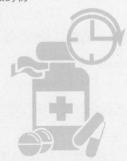

化疗后，为何大量补液

若人体液体量摄取不足，原尿产生不足，就不足以将各种代谢产物排出体外，以致肾小管阻塞，引起肾损害。一般化疗时，每天饮水量至少需要2500毫升（含各种液体）；大剂量化疗时，则要大于5000毫升。

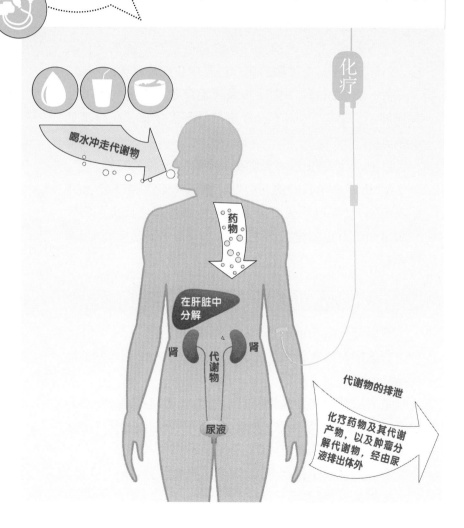

化疗

喝水冲走代谢物

药物

在肝脏中分解

肾 肾

代谢物

尿液

代谢物的排泄

化疗药物及其代谢产物，以及肿瘤分解代谢物，经由尿液排出体外

无须**谈化疗**色变

其实,化疗引起的不良反应并非"洪水猛兽"。

一方面,并非所有的化疗药物都会引起严重的不良反应,相当一部分人在长期的化疗过程中仅出现轻微的不适。

另一方面,这种不良反应通过治疗是可以避免和减低其程度的。事实上,因不良反应严重到需要停止化疗者并不多见。

目前,已研制出许多预防或减轻化疗毒性的药物。

例如,在使用易导致恶心呕吐的药物治疗时,同时加入止呕药物,就可以明显减少甚至避免那些不良反应。即使预防用的药不足以控制这些不适,也可以告诉医生,加用其他药物。

化疗药物常见的不良反应

胃肠道反应包括恶心、呕吐、腹泻与便秘。

骨髓抑制包括各种血细胞的减少,以及由此引起的继发感染和出血。

重要脏器的损害包括肝脏功能的异常、心脏毒性(心动过速、心力衰竭)、肺毒性(发烧、咳嗽、呼吸困难)、肾脏和膀胱的毒性(少尿、无尿、血尿)。

神经毒性常见的有手麻、脚麻和肌肉疼痛等。

皮肤毒性,如脱发、皮肤色素沉着。

对付化疗不良反应，**有备无患**

正所谓知己知彼，百战百胜。化疗前，提前问医生以下问题：

这次化疗方案用的是哪些药？
具体日程怎么安排？
这些药可能会有哪些不良反应？

有些以往化疗时出现过比较严重的恶心呕吐的患者，在下次化疗开始前，或只是看到那个颜色的药瓶，甚至只是在去往医院的路上，他们就开始出现恶心、呕吐。

你也许觉得不可思议，但这种情况的发生率还真不低。高达 18% ~ 52% 的化疗患者可能出现化疗前恶心、呕吐现象。这叫作预期性化疗相关性恶心呕吐。精神心理因素是其主要原因。

预期性化疗相关性恶心呕吐一旦发生，止吐药物治疗基本无效，需要采取镇静药物、心理干预、系统脱敏等手段。

出现**化疗不良反应**,不用慌

除了用药,肺癌患者和家人还可以这么做,来减轻化疗期间的不适:

恶心呕吐，怎样减轻

● 少食多餐。

● 吃饭时不要喝水、喝汤，以免食物胀满胃；饭前饭后1小时也尽量少喝水。

● 不吃甜食、油性太大或用油煎炸的食物。

● 吃饭时充分咀嚼，使食物易于消化。

● 吃面包或饼干等比较干的食物，不易反胃。

● 饭后2小时内不要平躺，以免食物反流引起呕吐；起身活动会减缓消化过程，增添不适。

● 如恶心呕吐不止，可请医生开药。

腹泻，怎么止泻

● 如有腹泻，要吃温热而不烫的食物。因为高热会加速肠道蠕动，更易腹泻。

● 不吃易产气的食物，如卷心菜、小苏打、豆类、糖果以及调味品放得过多的食物。

● 不要采取不吃食物以减少排便的笨办法。

● 腹泻时要多吃纤维素少的食物，如细面、细粮等，少吃纤维素多的食物，如蔬菜、粗面、玉米花、果仁等。

便秘，怎么办

● 少吃纤维少的食物，多吃纤维多的食物，或者多吃具有润肠通便作用的食物，如香蕉。

● 可问医生或护士是否应吃缓泻剂通便。

● 多活动，以促使胃肠蠕动。

实在不想吃，怎么办

● 要从心理上战胜自己，提高对进食的重要性的认识；可少食多餐，在饭前散散步，以增进食欲。

出现口腔炎症，怎么办

● 注意口腔卫生，饭前后用一些无刺激性的水嗽口，保持口腔清洁，防止感染。

● 刷牙要用软毛牙刷，动作要轻柔，以免损伤口腔软组织；多用清水、苏打水或生理盐水含漱。

● 不要吃过酸或过咸的食物，如酸性饮料（如橙汁或葡萄汁），以免刺激黏膜。

● 如果感觉明显疼痛，可使用局麻药含漱或涂抹局部，或在餐前使用止痛用的喷雾和凝胶制剂，保证进餐顺利。

● 如果感觉黏膜干燥，可抿水湿润口唇，或嚼口香糖刺激口腔唾液分泌。

● 如果继发感染，要在医生的诊断下，针对具体感染原进行抗感染治疗。

脱发，头皮瘙痒、刺痛，怎么办

● 脱发通常在治疗开始后的 2 ~ 3 周内出现，4 ~ 8 周内逐渐加重。建议准备假发、头巾、帽子之类作为过渡，做好心理调适。

● 一般每周洗头 2 次，洗去油渍以及死皮细胞。要选择无香型、不含酒精的中性洗发水。洗头时可以花一两分钟，用指腹轻轻按压或轻拍头皮，促进头皮的血液循环，有助于头发重新生长。

● 选择适合自己的润肤霜，为头皮保湿。

● 化疗结束后，自然会重新长出头发。刚开始会表现为稀疏、头发较粗且硬，此后头发慢慢就会变软。

抑郁、焦虑、恐惧，是不良反应的"帮凶"

患者应尽量保持平和、乐观的心态，不能因为出现了一两次不良反应就彻底丧失治病的信心，更不能盲目地悲观失望。

在做好心理准备和预防措施的情况下，如果还是出现了较严重的不良反应，记住，不要慌张，第一时间通知你的主管医生和护士，他们会想方设法帮助你度过难关。

如果家属发现患者有沉重的心理负担而惧怕化疗时，应积极开导患者，并及时向医生反映，必要时可请心理医生进行心理干预。

化疗期间,如何方便患者进食

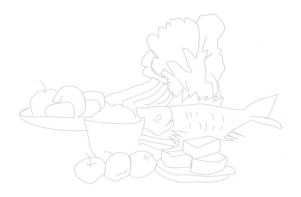

对于化疗患者,每天的食谱应包括下述四个方面:蔬菜水果,包括生熟蔬菜、瓜果和果汁;鸡鸭鱼肉和禽蛋;米面杂粮;奶类,如奶酪、鲜牛奶等。

这四类食物可以给机体提供足够的蛋白质、多种维生素和矿物质,以修复受损的正常组织。

化疗患者常出现食欲不振等问题,软化食物有利于患者进食,保证营养。

将饭软化的程序

将饭改为粥、粥水。营养方面,两三碗粥相当于一碗饭。

经常用粥或粥水代替饭是不够营养的,可用粉面、线面、云吞皮、粉丝、麦麸、婴儿麦皮、薯蓉或西米代替。

将肉软化的程序

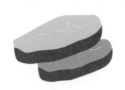

将肉剁碎后焖熟成肉糊。亦可用婴儿肉糊代替,因婴儿肉糊营养丰富。另外,也可考虑用鱼蛋、豆腐、腐竹、豆蓉代替肉类。

将瓜菜软化的程序

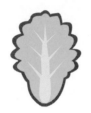

将瓜菜煮熟变成瓜蓉、杂菜汁。若将食物浓缩,可令食物原本的营养提高,患者进食少量也可吸收足够的营养。

将水果软化的程序

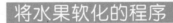

将水果炖熟变成果蓉、果汁。新鲜的可选用西瓜、木瓜、杧果、香蕉,炖煮的可选雪梨、木瓜、苹果。果汁方面可考虑西瓜汁、木瓜汁、蔗汁等。

若时间比较紧张,可用省时的婴儿食品,再加入糖粉和蛋白粉,每 10 匙的蛋白粉就等于 1 碗饭的热量,而每 3 小匙蛋白粉所含的营养就相当于 50 克肉。

另外,也可考虑用超浓缩装营养奶,每包超浓缩装营养奶所含营养相当于 1.5 包普通装的。

放疗：用放射线杀死癌细胞

　　放射线通过物质时会引起电离作用，使构成细胞的物质变性，细胞"中毒"、萎缩、退化。应用放射线杀灭癌细胞，称为放射治疗。

　　放射治疗这把无形的手术刀，发展至今已有 90 多年历史，特别是近几十年以来，科学技术日新月异，放射治疗发展迅速，出现了伽马刀、X 射线刀、后装治疗、中子治疗等。

　　若联合应用放疗与手术，放疗则可分为如下几种形式。

有助于缩小肿瘤体积，使原本无法手术切除的肿瘤，也能进行手术。

有助于缩小手术范围，使原本要进行全肺切除的患者，可以仅进行肺叶切除。

减少术中出血以及癌细胞散播。

术前放疗

术中放疗　术后放疗

预防肿瘤转移复发。

肿瘤切除后，有些肿瘤曾经接触的组织，可能存在极其微小的残留肿块。手术中射线照射，可以最大限度杀死残存的癌细胞。

放疗怎么做

<table>
<tr>
<td>

定位

利用模拟定位CT,对患者进行肿瘤定位,即确定需要照射的肿瘤范围。

</td>
<td></td>
<td>

制定放疗计划

治疗师确定照射野方向和进行放疗剂量计算。

</td>
</tr>
</table>

实施放疗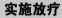

设计遮挡板

遮挡板可以保护重要器官。

复位

将患者体位摆放到设计需要照射的位置。

为什么要做"预防性脑放疗"

　　小细胞肺癌的特点是对放化疗都比较敏感,容易转移复发,尤其容易转移到脑部。

　　因此,对于小细胞肺癌患者,往往会常规进行预防性脑部放疗,以起到提高生存率、降低脑转移率的作用。

　　有些患者担心,对脑部进行放疗,会影响大脑功能,导致智力下降、痴呆。

　　其实,相较肺癌发生脑转移的危害,放疗对脑部的影响要小得多。临床案例也显示,脑部放疗对大脑的影响有限,不必过于担心。

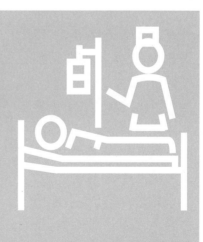

放疗期间，
会出现哪些身体反应

在治疗过程中，射线除能杀灭病灶区域的癌细胞外，病灶周围的正常组织多少也受到损伤。

由于照射部位与剂量不同，加之体质差异，患者出现的不良反应也不尽相同。

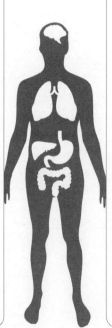

全身反应

不只食欲减退，还常伴有恶心感，全身倦怠，口干津少，严重者连说话都觉得乏力。

因此，放疗期间，患者要定期验血，发现白细胞数量过低时，可暂停放疗，并用药提高白细胞。患者不必惊恐。同时，不能因为胃口差就厌食不食，相反要强制多吃。

一旦白细胞数上升，即可恢复放疗。

局部反应

人身上的皮肤、组织、器官对射线的耐受量是有限的。射线照射的部位，会出现不适。

要保护被照射区的皮肤，除了保持局部清洁外，还要避免日晒、摩擦或机械性创伤，不能滥用酸、碱、碘酒、油膏等药品。

出现放射性肺炎,怎么办

放射性肺炎,是因接受放射治疗后,在放射野内的正常肺组织发生放射性损伤,表现的炎性反应。老年、体弱及儿童患者因对放射的耐受性较差,较易发病。

怎么处理

患了放射性肺炎后,有些患者没有明显的临床症状。多于放射治疗 1 ~ 6 周后出现刺激性干咳、气急和胸痛等症状,有时可出现发热,一般在 38 摄氏度左右,常在下午加重。

发现可疑的放射性肺炎症状后,应及时通知医护人员,进行对症处理。

出现放射性皮炎,怎么办

放射性皮炎,是放射线作用于皮肤黏膜,继而引起的炎症损害。

怎么护理

处理上主要以对症治疗为主。

日常护理中,患者外出时应做好防护措施,如用帽子、伞等防照射;穿着柔软的全棉内衣;淋浴时要用温水和柔软毛巾轻轻蘸洗,禁用肥皂擦洗或热水浸浴,避免冷热刺激,如热敷、冰敷等。

出现放射性食管炎，怎么办

　　肺癌患者进行放疗时，放射线在杀死癌细胞的同时，亦会导致食管黏膜损伤。

　　患者食管黏膜会出现充血、水肿，并产生吞咽困难，甚至会出现胸骨后疼痛。

　　症状轻者，患者可以耐受，不影响放疗的进程，可以不做处理，在放疗结束后 10 天左右，不适感即可消失。如果症状严重就要采取一些措施了。

怎么护理？

　　护理方面，患者要保持口腔清洁，早晚刷牙，餐后漱口。避免进食过冷、过热、过辣、有刺激性的食物，禁烟、酒。进食易消化的流质或半流质，如牛奶、粥、汤类等食物，多饮开水。少食多餐，细嚼慢咽。

　　进食后不要马上平卧，以免引起食物反流，加重黏膜损伤。

　　还可以在医生指导下，服用抗感染，使食管局部炎症得以控制，防止或减少炎症引起的破坏作用。

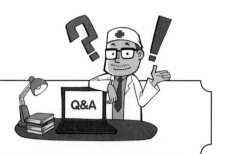

经典答疑

◆化疗过程中，能拔牙吗?

答: 肿瘤患者化疗期间最好不要拔牙。化疗药物的作用下，人体的白细胞、血小板会降低，机体免疫系统比较脆弱，容易感染。化疗结束，复查血液等恢复正常后，再考虑拔牙为好。

如果化疗期间牙疼明显，建议在口腔科规范拔牙。拔牙前查一下血液常规，如果没有骨髓抑制，可以考虑拔牙。

拔牙时要做好消毒;拔牙后常规给予止血、消炎;拔牙后2小时内不要吃东西;当天要吃软食、流质或半流质，以温冷为宜，不吃过硬、过热的食物，可用未拔牙侧咀嚼。同时，不要因口腔内有血腥味而反复吮吸、吐掉血凝块，当天最好不要刷牙，不吮吸创口，不吹乐器。

拔牙后要勤漱口，尤其是饭前饭后。预防拔牙术后感染，每日可反复使用绿茶水、金银花水、碳酸氢钠溶液等，以10毫升原液含在口内5分钟，然后吐出;吐出后不需用清水清洁口腔。

PART 4 ▶
靶向治疗——精准打击

　　从根本而言,靶向治疗仍然是一种药物治疗,但它与传统的化疗相比,其作用机制有很大不同。

化疗是"炸弹",靶向治疗是"导弹"

　　传统的化疗与靶向治疗相比,就如同"炸弹"与"导弹"的关系。

　　"炸弹"炸倒一大片,容易造成己方人员伤亡;而"导弹"既准又狠,还不伤及无辜。

　　就是说,传统化疗的选择性不够高,在杀死肺癌细胞的同时,也可能杀死、杀伤正常细胞;而靶向治疗能够有的放矢,把目标集中在癌细胞上,因而提高疗效。

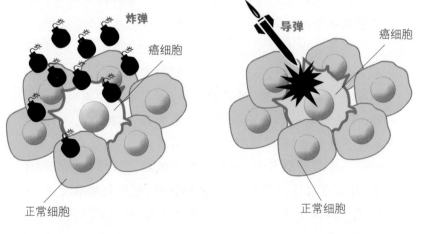

传统化疗　　　　　　　　　　　　　　靶向治疗

特别的药物，找特别的你

靶向治疗的作用机制，是针对肿瘤生长过程的某个环节某个靶点，通过抑制这些环节和靶点阻止肿瘤生长。

故此，只有找到相应的靶点，药物才能发挥作用，也即是说，靶向治疗对特定的患者，治疗效果才好。若非找到靶点，药物就很可能不能使患者获益。

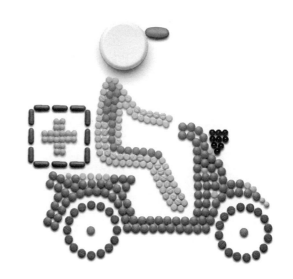

在临床中，有些患者的肿瘤分期、病理类型以及身体状况等很相似，但其治疗效果差异却很大——有的对化疗非常敏感，有的对化疗一点反应都没有。这是因为每个人的肿瘤细胞上导致癌变的靶点不一样。

可见，即使是同一类癌细胞如腺癌、鳞癌或小细胞癌等，也不能简单地使用同一种靶向药物，而要在进行基因检测或免疫组化等检查后，再决定使用哪一种药物。

如果确实没有条件作基因检测而需要尝试用药，一般以 1 个月为限，同时要及时通过影像学、肿瘤标志物检查等手段，监测用药效果。如果没有显示有效，就不需要做无谓的花费。

肺癌靶点，主要有哪些

近年来，有越来越多的靶向治疗药物开始用于肺癌的治疗，不同的药物，会针对不同的靶点起作用。

比较常见的靶点，有如下几种。

表皮生长因子受体（EGFR）

在我国非小细胞肺癌患者中，EGFR 突变阳性者达到 30％以上。他们都适合进行相应的靶向治疗。

常用药：吉非替尼（易瑞沙）、厄洛替尼（特罗凯）、埃克替尼（凯美纳）等。

肿瘤血管内皮生成因子（VEGF）

常用药：贝伐单抗、舒尼替尼等。

ALK 融合基因

常用药：克唑替尼、色瑞替尼、阿雷替尼等。

BRAF

常用药：维罗非尼、达拉非尼等。

HER2

常用药：曲妥珠单抗、阿法替尼等。

ROS1融合基因

常用药：克唑替尼、卡博替尼等。

K-RAS基因

常用药：曲美替尼等。

MET（络氨酸
激酶受体）

常用药：克唑替尼等。

RET基因

常用药：卡博替尼、凡德他尼、舒尼
替尼和普纳替尼。

一代、二代、三代靶向药，有何不同

第一代靶向治疗药物，多指较早出现的、可逆的肺癌靶向药物。它们与靶点的结合不牢固，结合一段时间后，可能会分开，使靶点继续作恶。常见药如厄洛替尼、埃克替尼等。

第二代靶向治疗药物属于不可逆的靶向治疗药物，可以与靶点永久结合。和第一代靶向药物相比，其作用靶点往往更广泛。常见药如阿法替尼等。

第三代靶向治疗药物作用于特定的耐药基因突变。常见药如奥西替尼。

很多人以为，第一代靶向药物无效后，就依序试用第二、第三代靶向药物。其实，第一、第二代靶向药物，都可以用在初始治疗中。第三代靶向药物，则主要用于接受了第一、第二代靶向药物治疗、出现耐药基因突变的患者。

有靶向治疗,**就不用化疗了吗**

由于近年靶向药物的强劲宣传,其"有效且不良反应小"的优点深入人心,以至于有患者一确诊便问医生:不是有靶向药物了吗,为什么还要化疗?

这既是对靶向药物的误解,也是对化疗的误解。

只有找得到靶点的肿瘤类型,才有证据使用靶向药物。

而今的化疗也不是以前我们印象中的让患者非常痛苦,但所获生存期又有限的疗法。对患者进行细致分型后,医生非常清楚哪一种化疗方案更加适合,加上高效低毒新药的开发,让化疗的痛苦较以前的轻。

适合用哪种方案,需要根据综合评估的结果进行选择,并非哪一种更新,就用哪一种。

靶向治疗药物的不良反应

不同的靶向治疗药物,其不良反应不同,常见的有以下几种。

皮疹:可自愈,严重时可用软膏对症处理。

腹泻:通常较轻,严重时可以使用止泻药。

鼻腔出血:一般出血较少时可不理会。

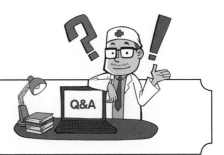

经典答疑

◆ 靶向药物费用高，怎么办?

答: 2018 年 4 月 28 日，中华人民共和国财政部官网发布了《关于抗癌药品增值税政策的通知》，并公布了第一批降税抗癌药品种清单。在某些地区，靶向药物已被纳入医保。如广州，获得报销者必须符合两个条件:被确诊为非小细胞肺癌，EGFR基因检测结果阳性。读者可以参考各地的医保政策。

还可尝试申请中华慈善总会主持的赠药。

也有相应的条件:非小细胞肺癌，化疗无效或者无法耐受化疗，医生让患者服用靶向药物，复查显示有效，且连续服药6个月后，病情未进展的，可通过医院赠药项目的专家审核，向中华慈善总会申请;同时，提供一份当地政府机构认可的低收入证明。

部分药企有相关的赠药计划，可向医生咨询。

此外，还可向医生打听是否有合适的临床试验。

PART 5 ▶
免疫治疗——抗癌"特种军"

肿瘤免疫疗法,也叫生物免疫疗法。

名字不同,意思一样:利用人体自身的免疫系统来攻击肿瘤细胞,从而达到抑制甚至杀灭肿瘤细胞的目的。

免疫疗法被称为仅次于手术、放疗和化疗之后的肿瘤"第四疗法"。

调动体内"特种军"杀癌

免疫系统是怎么杀灭肿瘤细胞的呢?

在人体内,免疫系统相当于特种军队,能保卫身体,抵御外敌入侵。而肿瘤细胞,是人体内的恶性细胞,是正常细胞中的叛徒、异类。

正常情况下,免疫系统可以监视、清除突变形成的恶性细胞。但在肿瘤患者体内,由于免疫功能的失调或者紊乱,恶性细胞逃脱了免疫系统的监视,从而形成了恶性肿瘤。

免疫治疗的过程,其实就是识别敌我的过程。

如果能识别到肿瘤细胞的抗原,知道肿瘤细胞不是自己人,而免疫功能又正常,即免疫大军具备正常的战斗力,那就能把肿瘤细胞清除掉。

也就是说,免疫系统得先学会识别哪个是癌细胞,还得具备强大的攻击力,干掉这个隐藏的叛徒。

免疫大军是如何攻击肿瘤的

免疫系统是一个非常复杂的网络。到目前为止,它是如何运作的,很多具体细节还不是太清楚。

有时候,肿瘤细胞表面会分泌出一些抗原,也就是它的标志物。捕捉到这些抗原,免疫系统才能定位攻击。

在免疫大军中,负责识别、捕获这些抗原的是 DC 细胞(树突状细胞)。它相当于情报员,捕获抗原信息后上报。

接到 DC 细胞的情报后,作战部队——T 淋巴细胞,马上扩大队伍,增强战斗力),迁移到肿瘤细胞周边,发起攻击。

这就是整个免疫反应的过程,也是免疫疗法抗肿瘤的过程。

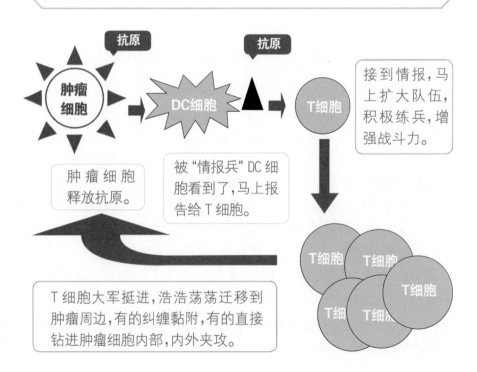

解读明星药
"PD-1" "PD-L1"

越来越多癌症患者提及"PD-1""PD-L1",一种免疫治疗的明星药。

作用机制：识破癌细胞的伪装

要了解"PD-1""PD-L1",首先要大概了解这样一个机制：

人体正常情况下，免疫系统中的 T 细胞会主动杀灭体内有害的抗原物质，如病毒、病菌，包括癌细胞。

但是，T 细胞上有个"刹车装置"，由一个叫 PD-1 的东西控制。PD-1 只要遇到 PD-L1，立刻就会启动刹车，T 细胞便会停止攻击。

这个机制，能避免 T 细胞误杀受感染的健康组织，但偏偏给一些癌细胞"偷学"了。

一些肿瘤细胞也能表达出 PD-L1。每当 T 细胞冲过去时，总被狠狠地踩了个"急刹车"，杀敌不力，癌细胞就得以在人体内大量繁殖。

PD-1 药物是一种抑制剂，能通过抑制 PD-1/PD-L1，让 T 细胞顺利杀灭癌细胞，从而起到治疗癌症的目的。

严格来说，"PD-1 药物"包括两类，即抗 PD-1 单抗和抗 PD-L1 单抗。

疗效好、不良反应小

自2014年，第一支抗PD-1单抗在美国上市以来，短短3年，该类药物的疾病谱已扩大到晚期黑色素瘤、肾癌、非小细胞肺癌、头颈部鳞癌、淋巴癌、膀胱癌等癌症。

令人振奋的是，它已获批为非小细胞肺癌的一线药物。在中国，肺癌是癌症死因第一位，其中80％属于非小细胞肺癌。

长期以来，化疗作为晚期非小细胞肺癌一线治疗，效果并不十分理想，副作用也大。而PD-1药物在疗效还是副作用上，对化疗都有碾压之势。

迄今对PD-1抑制剂纳武单抗（nivolumab）用于非小细胞肺癌的最长时间随访研究结果显示，用药患者的5年生存率为16％，是化疗的4倍。

早前也有数据显示，晚期或已有转移的肺癌患者接受传统化疗后，平均生存期只有5.7个月，而抗PD-1药物（pembrolizumab）能将晚期肺癌患者的平均生存期延长到12个月。

免疫治疗的副作用

免疫治疗同样存在副作用，如轻微皮疹、腹泻、肺炎、结肠炎、甲状腺功能低下等。虽然致命性副作用发生率不高，但也有可能发生凶险情况。

所以，不建议患者自己用药，应在医生严密监测下进行。

如果真发生免疫反应，可用抗免疫药物（如激素），进行对抗治疗，但同时，用下去的免疫药也会失去效果。

不是所有肺癌患者都适用

有些患者想：内地迟迟未批准 PD-1 药物上市，去香港治疗怎么样？

实际上，手术、放化疗、靶向治疗仍是癌症的主要治疗手段，而且，不是每个患者都符合使用 PD-1 药物的条件。

这里说的条件，指抗体的表达率。如使用抗 PD-1 单抗，要先做肿瘤组织的 PD-1 抗体检测。以非小细胞肺癌为例，须当 PD-1 抗体高表达（比例 ≥ 50%）才能做。

低表达率，可能也有一定效果，但有效率太低，肿瘤缓解不明显。

费用昂贵，半年 60 万

在香港做一次 PD-1 抗体检测需要花费 4000 ～ 5000 元人民币。

PD-1 药物通过静脉注射给药。以抗 PD-1 药 keytruda 治疗非小细胞肺癌为例，需每 3 周注射 1 次，每次 1 针，注射时间约 30 分钟。

而这一针，就得花费约 3 万元人民币。其他两种 PD-1 药物算下来，价格大致相同。

效果还不是只打一两针就能看到的。

至少打 3 个月，才能看到有无好转或恶化。如果情况平稳没恶化，就建议继续打下去，一般打到 10 针，也就是 6 个月时，就可以看到效果。

算下来，半年的治疗费用为 60 万元 ～ 80 万元。

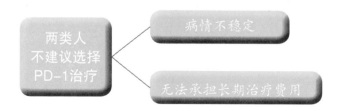

两类人不建议选择 PD-1 治疗 —— 病情不稳定 / 无法承担长期治疗费用

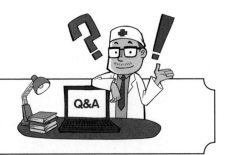

经典答疑

◆非小细胞肺癌的患者都要吃 PD-1 药物吗?

答：如果有 EGFR、ALK 等基因突变,可以考虑先做靶向治疗。

因为靶向药是口服药,便宜得多,而且有效率是 75％,而 PD-1 才 45％,差异还是很大。

实际上,美国 FDA 也推荐,没有 EGFR 或者 ALK 突变,或靶向药耐药的情况下,再使用 PD-1 药物。

如果作为二线治疗,则相比化疗,会更推荐 PD-1,因为有效率高很多。

◆ PD-1 药物适合亚洲人用吗?

答：当前关于已上市的 PD-1 药物,其研究人群主要是西方患者,我们目前没有大规模的、基于亚洲人群的数据。目前的经验是,只要 PD-1 抗体高表达,效果还是显著的。

PART 6 ▶
介入治疗
——不用开刀的手术

　　介入治疗是在医学影像设备的引导定位下，通过特殊的穿刺针、导管、导丝和栓塞剂等器械，直接对肿瘤局部进行治疗，可以减少治疗对患者的全身影响。

　　简单地理解，介入治疗是介乎于内科的"吃药打针"和外科的"开刀手术"之间的一种治疗方法，具有定位准确、不开刀、损伤小、恢复快等特点。

　　目前，肺癌介入治疗主要用于局部控制病灶，是综合治疗中的辅助治疗手段之一。

　　根据介入途径的不同，肺癌介入治疗，大体可以分为以下两大类。

血管介入治疗

血管介入治疗包括"经支气管动脉灌注化疗"和"支气管动脉栓塞术"等。

其作用原理是，肺癌的肿瘤组织主要靠支气管动脉供血，利用这一特点，可以通过支气管动脉给药，使药物直达肿瘤组织。这种做法既可以使肿瘤内药物浓度增高，提高药物的疗效，也可以减少药物对全身的不良影响。

支气管动脉栓塞术，还可以阻断支气管动脉血流，使肿瘤缺血、坏死、缩小。有些肺癌患者严重咯血，使用该疗法可起到较好的止血作用。

血管介入治疗怎么做

经支气管动脉灌注化疗，是在局部麻醉后，将电线粗细的导管，经大腿根部股动脉穿刺插入，在医学影像设备的引导下，将导管一直伸入到肺部的支气管动脉，将化疗药物注入肿瘤组织。

支气管动脉栓塞术的做法基本相似，不同的是，它不是注入化疗药物，而是注入栓塞剂，堵塞支气管动脉。

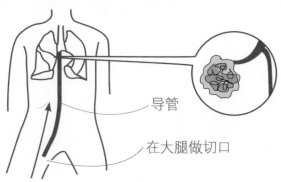

导管

在大腿做切口

非血管介入治疗

这一类疗法的种类非常多,常见的主要有如下几种。

(1)冷冻治疗。利用冷冻探头、氩氦刀(也称冷刀)等设备,降低肿瘤组织的温度,"冻死"肿瘤细胞。

(2)热疗。将针状电极穿刺到达肿瘤内,然后发射微波,产生热量,升高肿瘤组织的温度,"热死"肿瘤细胞。

(3)射频消融治疗。在超声、CT等医学影像设备的引导下,将针状电极穿刺到达肿瘤内,接通射频电流,发出射频波,杀死肿瘤细胞。

介入治疗多适用于哪些情况

晚期无法手术的肺癌患者。

无法耐受手术或化疗的患者。

外科手术有难度者,先进行介入治疗,可以起到缩小肿瘤等作用,降低手术难度。

配合其他疗法,提高疗效。

PART 6 ▶

癌痛,不必苦苦强忍

癌症为什么会痛？主要有两个原因，一是疾病之痛，一是治疗之痛。

疾病之痛往往因为"压迫"和"侵犯"。

肿瘤压迫到器官，或压迫到周围的神经、血管、淋巴管，可引起疼痛。而肿瘤侵犯神经、血管、骨膜等，也会造成疼痛。如肺癌容易转移到胸膜，引起胸痛。

此外，肿瘤细胞的某些代谢产物，如氢离子的增加，肿瘤本身破裂出血、穿孔、感染等因素，都可引起疼痛。

治疗之痛则是因手术、放疗、化疗等所引起的疼痛。如一些化疗药物可引起周围神经痛，让患者肢端麻木，腹痛和手足出现烧灼样疼痛。

疼痛减轻了,治疗更给力

减轻癌痛不仅是为了使患者更舒适，而且是为了更好地接受抗癌治疗。

因为癌痛不像普通疼痛那样，看看电视剧或休息一会儿就能减轻。

有的癌痛患者，一痛起来无休无止。疼痛对人体是一个强烈刺激,使血管收缩,血压、血糖升高,睡眠不好,精神不好,胃口也差,抵抗力低,还使人抑郁、焦虑,怎能去抗癌?

还有的患者,哪怕只是稍微转一下身,或被人轻轻摸一下,也会痛得大喊大叫。他们禁不起任何挪动,做什么磁共振、PET-CT 检查、化疗、放疗,都无从谈起。

所以,凡是被确诊为癌症的,都有必要做一个疼痛评估。出现癌痛,就要进行积极镇痛治疗。

如何告诉医生你有多痛

描述癌痛时注意如下几点,能更好地帮助医生判断疼痛的性质并准确用药。

- 身体哪个部位痛了?
- 是什么类型的疼痛? 是刀割痛、火烧痛、闪电痛、针刺痛还是绞痛?
- 疼痛有多剧烈? 有无影响日常生活、走动、睡眠?
- 疼痛通常在什么时候发生?
- 疼痛的持续时间有多长? 几分钟还是整天?
- 哪些因素会引起疼痛加剧或减轻?
- 疼痛的同时是否还有其他症状? 有无恶心、呕吐、血尿等?
- 有哪些基础疾病? 平时服用哪些药物?

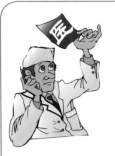

疼痛分为 10 分，你的痛有几分

（1～3分）
轻度疼痛：有疼痛但可忍受，生活正常，睡眠无干扰。

（4～6分）
中度疼痛：疼痛明显，不能忍受，要求服用镇痛药物，睡眠受干扰。

（7～10分）
重度疼痛：疼痛剧烈，不能忍受，需用镇痛药物，睡眠受严重干扰，可伴内脏功能失调或身体无法自如变换姿势。

三阶梯疗法，助你减痛

1986年，世界卫生组织推荐癌痛的"三阶梯治疗法"，癌痛治疗开始得到重视和规范。

如今，癌痛的规范化治疗已经在我国大范围应用，按照"三阶梯治疗法"，90％以上的癌痛可以得到缓解。

第一阶梯

对于轻度疼痛，即疼痛级别在1～3级，患者有痛感但生活、睡眠如常的，使用镇痛抗炎类药物，常用的有布洛芬、对乙酰氨基酚。

形象地理解，癌症就是身体里有一块东西肿起来，相当于局部炎症痛，所以要用消炎药。

第二阶梯

对于4～6级的中度疼痛，患者持续疼痛、影响进食和睡眠的，使用弱阿片类止痛药，如曲马朵、可待因。

"阿片"又称鸦片。阿片类药物，是从罂粟中提取出来的物质。它能直接作用于中枢神经系统，既能阻断、限制疼痛信号的传递，又能刺激人体分泌多巴胺，带来愉悦感，所以它的镇痛效果比较强。

第三阶梯

对于7级以上的重度疼痛，患者痛得完全无法入睡的，使用强阿片类药物，如吗啡、羟考酮。

强阿片类药物有个特点：剂量越大，镇痛效果越强。患者痛得更厉害了，就用更大的量，到患者不痛为止，没有最高的用量限制。专业上，把它叫作没有"天花板效应"。

阿片类药物的不良反应，常见的如嗜睡、恶心等，但一般只会持续两三天。剂量增加后，这些不良反应并不会加重。相反，随着治疗时间的延长，不良反应还会显著减少。

进行镇痛治疗，就一点都不痛吗

一个公认的数据是，通过目前的规范治疗，80%以上癌痛患者的疼痛可以得到明显缓解。

所谓"明显缓解"，可从两方面理解。

一方面，是疼痛程度有所下降。例如，从中重度疼痛降到3级或以下的轻度疼痛，或者从轻度疼痛降到完全没有痛感。

另一方面，癌痛患者除了长时间持续的基础疼痛外，还常常有"爆发痛"，即出现阵发性的剧痛。经过治疗，患者发生爆发痛的次数会减少，程度会减轻。

用吗啡止痛，会上瘾吗

吗啡是成瘾性物质，但不是一用就会上瘾。关键是什么人用、怎么用。

助"天然镇痛剂"一臂之力

人体疼痛时，大脑会自动分泌内啡肽等"天然镇痛剂"，起减痛、愉悦之效。吗啡的作用机制和效果，与内啡肽很相似。

对癌痛患者来说，适量服用吗啡，相当于给"天然镇痛剂"加一把力。

用药后，疼痛减轻，不痛了，便不会想到再用药，就像感冒好了，自然不会再吃感冒药一样，通俗理解，就是没有"心瘾"。

而在普通人体内，吗啡无痛可镇，带来的便完全是欣快感，这就诱使人继续吃药、继续"嗨"。

能口服就口服

此外，癌痛治疗中，对吗啡的给药方式也有讲究。

一般原则是"能口服就口服"。无法口服用药的，还可以选择贴剂或栓剂，只有少数情况下才进行静脉注射。

注射吗啡会使血液中的吗啡浓度突然增高。这固然能迅速止痛，但也会激活人体对阿片类药物的对抗机制。若发生这种情况，吗啡很容易被人体代谢掉，患者很快又感到疼痛，需要再用药。患者便可能逐渐出现吗啡耐受，即要增加药量，才能获得同等的镇痛效果。

国内外的研究表明，长期口服吗啡缓释片导致上瘾的概率，为0.029％～0.033％。即1万人里，只有两三人成瘾。

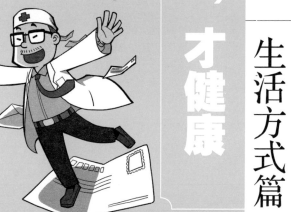

这样做，才健康

生活方式篇

PART 1 ▶

戒烟，第一要务

任何时候**戒烟**都不晚

戒烟越早越好，但永远没有太迟的时候，就算到了 60 岁，戒烟都将会给你的身体健康带来明显改善。

戒烟后，你的健康变化

 20分钟 心率和血压下降。

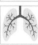 **12小时** 血液中的一氧化碳浓度降至正常值。

 2～12周 循环系统出现改善，肺功能得以提高。

 1～9个月 咳嗽和气短情况减少。

 1年 患冠心病的危险减半。

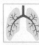 **5年** 发生卒中的危险降到不吸烟者的程度。

 10年 患肺癌的危险减半。

15年 发生冠心病的危险等同非吸烟者。

突然戒烟，会扰乱身体平衡吗

突然戒烟是好开端，慢慢减量，是戒烟的大忌。

按照我国临床戒烟指南，戒烟应一开始就完全戒掉烟草。今天抽一包、明天抽半包逐渐减量的做法，顶多是启动戒烟前的一个心理准备。

吸烟成瘾的实质是尼古丁依赖。尼古丁刺激大脑产生多巴胺，多巴胺能令人感到喜悦、宁静和松弛。停止吸烟后，体内的多巴胺水平逐渐降低，人们便会烦躁不安，渴求再次摄入尼古丁，如此反复。循序渐进戒烟的，十有八九会半途而废。

突然戒烟会打乱身体平衡的说法，本身就不科学。

烟民戒烟后，一般会出现烦躁易怒、嗜睡、体重增加等戒断反应，这是戒烟前就要做好心理准备的。"内分泌失调"，可能恰恰是身体在停止烟草伤害后，着手修复原有的各项功能，内分泌回归正常的功能。

如最典型的"烦躁易怒"，是停止吸烟后，体内的多巴胺水平逐渐降低到正常水平，大脑一时不适应的表现。

戒烟期间会出现咳嗽，这是怎么回事？戒烟后，黏附在呼吸道的焦油开始松解，呼吸道的纤毛也开始重新运动来排出肺中的残余物，因此，戒烟的人通常会咳嗽一段时间。

低焦油烟、过滤烟嘴、电子烟，不减毒

吸烟没有安全级别，也不存在安全的卷烟，"减害"概念是一个骗局。

香烟滤嘴

烟草商称，滤嘴能减少人体摄入香烟焦油，减少香烟危害。

其原因是，滤嘴上有两到三排的暗孔，就像通风孔一样，可增加卷烟内的通氧量，从而减少烟丝的不完全燃烧，减少焦油摄入量。

但实际上，美国人曾在20世纪七八十年代做了一项全球烟草流行病调查，结果发现，在没有使用香烟滤嘴的不发达地区中，烟民患的肺癌主要是鳞癌；而在已使用滤嘴的发达地区中，烟民患的肺癌主要是腺癌。

腺癌在肺部的位置比鳞癌更深入，治疗难度更大。科学家认为，这种改变可能与滤嘴使烟雾颗粒变细有关。烟民会认为滤嘴更安全而补偿性吸烟，比如更用力、更频繁地吸烟。

另外，腺癌高发也可能与滤嘴本身的材料有关。

几十年来，香烟滤嘴的材料发生了巨大变化，开始用的是植物纤维，后来伴随技术改革使用低成本的化学纤维制品。化学纤维在高温环境下会生成新的物质，可能给人体带来巨大伤害。

过滤烟嘴

用过滤烟嘴的人会发现,吸完两三根烟后,烟嘴里会裹上一层黑黑黄黄、类似巧克力酱的油污。这让不少人相信,加了烟嘴后,香烟中的有害物质已被过滤不少。

实际上,过滤烟嘴只能减少一定量的有害物质进入肺脏,但加装过滤嘴后,抽吸阻力大大增加,阻力越大,燃烧越不完全,由此产生的一氧化碳、苯并芘等有害物质就越多,更用力抽吸,也可能使危害更深入。

希望用过滤烟嘴维护健康,其实是走了反路。要降低烟草相关疾病的患病风险,唯一有效的方法就是戒烟。

电子烟

电子烟是 2004 年一名中国人发明的仿香烟装置。

它由锂电池、雾化器与烟弹所组成,雾化器将含有尼古丁成分的液体打成雾气。商家标榜,电子烟是香烟的替代品,是戒烟工具。

实际上,世界卫生组织于 2008 年就电子烟公开表态,称尚无任何科学证据能证明电子烟是安全有效的戒烟工具。

电子烟是一种"新型烟草",但它可能同样会危害身体健康;它可能给不吸烟的年轻人创造了一个对尼古丁上瘾的机会,并最终导致他们吸烟。

PART 2 ▶

适度运动,畅享呼吸

术后就可以**动起来**

开胸手术后的短时间内,患者可能感觉到气短、活动后胸闷。

不用慌,这多是由于切除部分肺叶后,留下部分空腔,减少了部分肺功能。术后经过 3 ~ 6 个月的功能锻炼,空腔会自然消失,剩余的肺叶也就可以执行原来所有的呼吸任务。

早期活动不仅有助于调节全身血液循环,还可以避免压疮、静脉栓塞以及消化不良等并发症的发生。

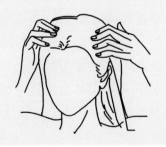

术后第 1 天
起床后用手梳头。
用手触摸对侧耳朵。
每天做 30 ~ 50 次。

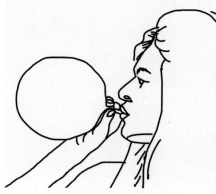

术后1～2周

可使用呼吸训练器进行呼吸加深训练。

每4小时1次,每次15分钟。

也可进行吹气球训练,即深吸气把气球吹大。

每天2～3次,每次15分钟。

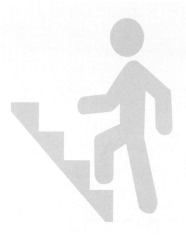

术后2～4周

在家人陪同下开始有氧训练,包括上下楼梯、呼吸体操等。

每天2次,每次 30～60分钟。

学一学呼吸操

在进行肺癌治疗的过程中，患者还可进行呼吸操。呼吸操有助于增强呼吸肌功能，从而改善患者肺功能。

缩唇呼吸

经鼻吸气，吸气时稍屏气片刻，心数"1——2——3"，然后嘴角缩成吹蜡烛状，缓慢呼气。

每天 2 次，每次 10 分钟。

腹式呼吸

吸气时，将腹部鼓起；呼气时，收缩腹部。

可与缩唇呼吸结合一起训练，注意呼吸节奏缓慢深长。

全身性呼吸操

单举上臂吸气；双手压腹呼气；平举上肢吸气，双臂下垂呼气；平伸上肢吸气，双手压腹呼气；立体上肢上举吸气，蹲位呼气。

每天 2 次，每次 10 ～ 15 分钟。

做一做**运动**

出院后，可以尝试进行以下锻炼。

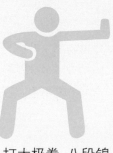

打太极拳、八段锦

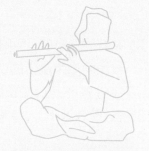

吹笛子、吹箫、吹葫芦丝

步行

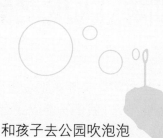

和孩子去公园吹泡泡

生活小贴士

（1）进行康复锻炼时，以患者未感到过度疲劳为宜。

（2）外出锻炼，选在空气流通好、人比较少的地方。

（3）如果锻炼时出了汗，一定要及时更换内衣，防止感冒。

（4）寒冷天气外出时戴口罩，以避免冷风对呼吸道的刺激。

（5）在家做家务、炒菜时，避免灰尘和油烟刺激。

PART 3 ▶
科学饮食，重在均衡

家有肿瘤患者，再平常不过的一日三餐，也常常令人左右为难。

按民间广为流传的说法，生了病特别讲究忌口。肿瘤患者和家属更是小心翼翼：吃，又怕犯了禁忌，对病情不利；不吃，又担心疾病消耗厉害，营养跟不上，搞垮了身子。

肺癌饮食之**宜**

其实，一般癌症患者的饮食和我们没患病的人一样。我们能吃什么，癌症患者就能吃什么；我们不能吃或者应该少吃什么，癌症患者就不能吃或者也应少吃什么。

需要把握的原则是：什么东西都不要过量，平衡饮食最重要；肿瘤患者消耗比常人大，饮食要高蛋白、高维生素，胆固醇不能太高。

√食物多样，谷类为主。

√多吃蔬菜、水果、燕麦等，补充各种维生素和纤维素。

√补充优质蛋白，如牛奶、鸡肉、鸡蛋、瘦肉、鱼、豆制品等。

√保持清淡，少吃盐。

√定时、定量、少食多餐，减轻胃肠道的负担。

小贴士

不少患者总是听到"得了肺癌，这个不能吃，那个不能吃，吃了会发，会让癌症扩散"，虽然医生说"都能吃"，但心中仍把握不定。对于这些患者，建议是：假如吃下去，心中总是怀疑会对病情不利，那就不要吃。

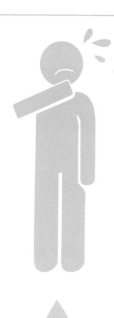

患者感觉吞咽困难？

多喝水（每天喝 2000 毫升以上，可在水里适当加些柠檬片、酸梅等调味），也可以口含冰块，或咀嚼无糖口香糖，来增加唾液的分泌。

患者心里想吃，但口干得难以下咽？

可以喝些高热量饮料，或者吃豆腐、蒸蛋等湿滑食物，食物勾芡也能增加润滑度。

家属还可以参照匀浆制剂的做法，将五谷、肉类、蔬菜等一起捣碎后熬成粥，或者像给小宝宝吃的那样做成水果泥，这样便于吞咽，也易于吸收。

肺癌饮食之**不宜**

 × 烟、酒。

 × 油腻食物。

 × 腌制食品，如咸鱼、腌菜等。

 × 烟熏食品，如烟熏腊肉、烟熏鱼等。

 × 油炸食品，如炸鸡、炸蛋等。

 × 霉变食物，如霉花生、霉黄豆等。

 × 辛辣刺激性食物，如蒜、花椒、辣椒、桂皮等。

 × 重口味食物，如过酸、过咸、过甜、过热食物。

不宜吃鸡、鸡蛋、海鲜等"发物"？错！

鸡和鸡蛋不会促使癌细胞扩散或转移。

鸡和其他所有的动物一样，都会患癌。但鸡的患癌率绝不比其他家禽、家畜的更高。即使是生癌的鸡，经过烹制后，也不具有致癌的作用。

据国内外许多肿瘤专家长期观察，并未见到哪一位患者因为不忌鸡而引起癌"发"的例子，也没有看到只是由于忌食鸡，癌症就不再复发的例子。

现代科学证实，鸡和鸡蛋都是营养成分十分丰富的食物，蛋白质含量高、脂肪含量低，且口味鲜美，刺激食欲，因此，癌症患者不仅不应忌鸡，相反应该适量食用。

食用鸡肉和鸡蛋时，注意如下几点。

(1)避免过于油腻，选择不那么肥的鸡；煮汤时，去掉多余浮油。

(2)不要选择老公鸡、老母鸡；不要吃鸡头、鸡屁股。

(3)鸡蛋可做成蛋花，易于消化。

海鲜类食物有时确会引起荨麻疹等的过敏性疾患，但它们却不可能"发"癌。许多鱼类含有的丰富的硒、锌、核酸和其他一些活性成分，研究证实有抗癌作用。

实在吃不下，不宜逼自己吃

有些患者为了恢复得更快些，也为了不辜负家人的好意，强迫自己喝下大补汤。但由于本来就胃口不好，感觉喝完更难受。结果，等到家人再端来汤水，还没喝，他们就先呕了起来。

其实，并不需要这么为难自己，吃得好本来就是为了更舒服。

几乎所有患者都有过不想吃东西的时候，因为手术或肿瘤本身使得胃肠蠕动不佳，味觉改变，化疗药物也会使人食欲减低。

这时，并不一定要为了增加营养而强喝汤水，先吃些酸甜的开胃小菜，喝杯加糖的柠檬水或许更好。烹调肉类时，不妨加些姜、葱、酸梅汁等调味，所有能调动起患者食欲的做法都可以尝试。

家人也可以观察患者一天当中哪个时候食欲更好些，及时让他进食。很多患者在有亲友探访，心情愉快时，更能吃得下。

只要家人和患者都肯用心，增加营养也可以愉快地进行。

抗癌汤、抗癌补品，要不要吃

切忌听人说某样东西有抗癌作用，就长期、大量地让肿瘤患者食用。

抗癌靓汤

有癌症患者听人介绍了一款"抗癌靓汤"——土茯苓煲龟，说是能清热解毒，对肿瘤患者有好处。身为广东人的他，对汤水一向推崇，便让家人日日炖土茯苓煲龟汤，坚持喝了几个月。

不料，复诊时，却被告知，长期这样的吃法过于寒凉，他的身体过于虚寒，不宜再喝这款"抗癌靓汤"。

还有患者推崇"抗癌五行蔬菜汤"，即用白萝卜、白萝卜叶、胡萝卜、牛蒡、香菇熬汤。这虽然确实是有益于身体的养生汤，但其实并没有抗癌防癌之效。

鲨鱼软骨粉

长久以来，自然医学的倡导者一直坚信，鲨鱼软骨在抗癌方面具有独特的作用，因为鲨鱼不会得癌症，但这一观点一直不为现代医学界所接受。

事实上，鲨鱼也会得癌症，只不过比较少而已。

灵芝

动物实验、体外实验的结果显示，灵芝有一定的抗肿瘤功效。

不过，灵芝的抗肿瘤作用，还需要更多临床实验加以证实。因此，不能因为服用灵芝而中断医院的正规治疗。

灵芝适合作为放化疗的辅助药物。

有一些临床试验表明，灵芝能减轻放化疗的不良反应，如白细胞减少、血小板减少、恶心、呕吐、食欲不振、腹泻、肝肾功能损害等，有助于提高肿瘤患者的生活质量。

冬虫夏草

和灵芝相似，一些基础研究认为，冬虫夏草对抗肿瘤有一定作用，但这些研究还处于比较初级的动物实验阶段。在实际应用中，具体需要多大的剂量、能有多大程度上的效果，现在都是不确定的。

冬虫夏草不是神药。不管广告如何吹捧，患者都要理性面对。尤其经济条件并不宽裕的肿瘤患者，要量力而行。

有一种说法认为，冬虫夏草能抗肿瘤是因为含有元素"砷"。

砷的化合物三氧化二砷制剂在治疗肿瘤上，尤其是对治疗某些类型的白血病有很好的效果，是治疗白血病非常有名的一个药物。

但三氧化二砷治疗肿瘤，有很严格的研发过程，不是随便用就能治疗有效。

人参

参类有很多种，如野生参、西洋参、高丽参等，不同的参药性差别很大，适合不同体质的人。在正规的中医师指导下，正确选择适合你体质的参，才能起到良好的补益作用，否则会事与愿违。例如，体质偏热的人，适宜服西洋参，而体质偏寒者宜服红参。

饥饿疗法，饿不死癌细胞；
增加营养，不会养大肿瘤

即使不另外给患者增加营养供应，肿瘤也不会饿着，它们会直接从患者体内摄取所需养料，包括分解肌肉和内脏里的蛋白。

这样一来，危害就更大了。没了营养，患者会因此消瘦虚弱，内脏功能受损，抵抗力下降，病邪更易乘虚而入。

癌症患者补充营养，正常细胞的受益实际上会大于癌细胞。因为营养不仅对人体正常代谢的维持有重要的作用，同时对免疫功能也有很大的影响。

怎样算营养不好

最简单的方法就是"斤斤计较"，也就是留意自己的体重变化。

一般来说，如果在 3 个月内体重下降超过平常的 5%，6 个月内体重下降超过 10%，就可以认为存在营养不良。

食欲下降、感觉很虚弱，这些主观表现也是衡量的条件。

如果要进一步明确具体情况，则还要抽血检查。

PART 4 ▶
心态平和，带瘤善存

以平常心看待癌症的残酷性，正因其残酷，才更应珍惜生命珍惜每一天，更应科学、及时地治疗。

谨记"带瘤善存"这四个字，这样能让自己活得更平和。

既来之，则安之。肺癌可以让人死，让人生不如死，但是，癌症也可以让人优雅转身、华丽蜕变。究竟是前者还是后者，关键在于自己。患癌不是人生的终点，是一段新旅程的起点。

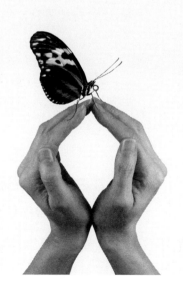

癌症患者常见的"心路历程"

　　不管患者原本性格是外向乐观，还是像林黛玉般内向、悲观，得知自己罹患肺癌之后，往往都会经历以下这样的过程。

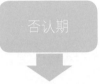

否认期

　　怀疑医生诊断错了，不愿意承认自己罹患癌症的事实。这其实是他们在压抑自己对癌症的情绪反应。

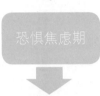

恐惧焦虑期

　　承认自己确实罹患癌症后，非常恐惧、惊惶，坐卧不安。

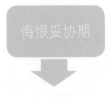

悔恨妥协期

　　经常回忆自己的生活、工作经历，悔恨自己过去没有重视身体健康，以致罹患癌症。

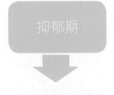

抑郁期

　　经过治疗后，病情改善有限，感觉到自己已经无药可救，情绪低沉，沮丧绝望。

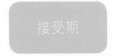

接受期

　　真正接受了自己罹患癌症、有可能面临死亡的事实，情绪逐渐平静。

　　焦虑期是长是短，不仅要看患者自身是否乐观、心态好，社会、家庭、友情的支持也至关重要。

"抱团",练就好心态

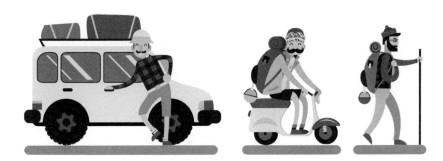

如今,很多医院都有癌症病友会,推荐肺癌患者多参加病友会的活动,多与病友交流。

最大的作用是诉说

一方面,在肿瘤患者心里,疾病似乎将自己与健康的人划为两个世界,自己在墙的这边,在经历怀疑、抗拒、接受之后,往往开始滋生深深的孤独感,渴望有人听其诉说。

另一方面,他们又有较强的自我防范心理,心底抗拒周围那些善意的眼神和问候,抗拒将自己的病情告诉朋友、亲人。因为健康人是无法理解那种痛苦和彷徨的。

病友圈的存在，正好满足了病友们对特定人群的倾诉欲望。在病友面前，防范的心理放下了，孤独感也摆脱了。特别是年轻的患者，往往可以通过病友的经历，解决自己的困惑，甚至获得感悟，对生命及疾病有了不同的认识。

他们一起分担疾病的痛，也分担疾病给家庭带来变故的苦。

可带来实质性的帮助

病友圈情谊的存在，并不仅仅是心灵的慰藉。更多的帮助，体现在各自治疗过程、康复过程有益经验的交流和分享。

例如，鼓励将要接受放化疗的病友，并告知可能出现的不良反应，让其心里有数。同时，他们还会互相监督，坚持健康的生活方式，譬如适当锻炼、健康饮食等。

淡然面对失去

病友圈的成员们，就像旅途上所结交的至交一样，来来往往，总是有一些人不可避免地会提前离开，或者出现我们不愿意看到的情况。

因为感情之深，会不舍，也因同病相怜，病友离去可能使自己变得悲观。这些都是正常的情绪，允许自己偶尔的脆弱，直视疾病的残酷。同时，要更多地看到很多人会康复起来，回归健康。

家人的支持，很重要

　　临床实践证明，得到家庭支持的患者，能恢复得更快、更好——即使是晚期癌症患者，也可有较好的生存质量；而缺乏家庭温暖的患者，往往病情会加速恶化，更痛苦地走完人生的最后旅程。

　　因此，治疗肿瘤，需要患者、家属、医生共同投入。

　　家属应克服悲伤和恐惧心理，积极地从生活上给患者更好的照顾，从物质上、精神上等各个方面给予支持，让患者有战胜疾病的信心和勇气。

工作，也是一种治疗

　　在身体条件允许的情况下，其实不一定要彻底放弃工作，一心一意地养病。

　　因为在工作中，每个人都有他的工作热情，有他的事业追求。

　　专注于工作，也就转移了患者对疾病的注意力，心态也就平和，对治疗是一件好事。相反，如果总待在家里，天天想着病，并不利于疾病的治疗。

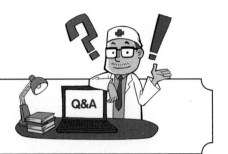

经典答疑

◆家人得了肺癌，该不该隐瞒病情？

答：其实，患者往往会从家属异样的神情、不自然的气氛中，猜测自己患的是"绝症"。另外一些患者会以为自己没有病，一点都不在意；一旦症状严重了，处理起来非常麻烦。

故此，家属的出发点是好的，但这毕竟是一种消极的做法，在多数情况下对患者更为不利。

可以在适当的时间、以适当的方式告知患者部分病情，而非全盘告知——让患者知晓这个病是可以治疗的；但不必全盘告之病情，尤其是疾病的严重性方面，家属可以少讲一点，以免患者失去信心。

这样做，可以避免患者胡乱猜测，排解周围紧张气氛所给予的压力，更重要的是，使患者对自己的病情有所了解，思想上有所准备——充分调动患者的抗病潜能，密切配合医生的治疗和治疗后的康复工作。

采取这种积极的做法，往往能收到更好的治疗效果。当然，对极少数癌症终末期的患者，采取任何治疗措施都为时已晚。对一些特别脆弱的患者，也可考虑保密，避免因其精神因素造成更大的伤害。

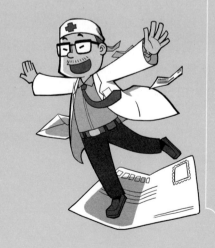

聪明就医篇

PART 1 ▶
如何就诊更高效

我应该看**哪个科**

肺癌患者,尤其是首诊的肺癌患者,最好选择去正规大医院的肿瘤科、呼吸科、胸科。

这些科室的人员配置、设备条件都比较专业、齐全、正规,能够完成与肺癌有关的各种化验检查,可以为患者量身订制最佳的治疗方案。

若病情复杂,需要到外地实力比较雄厚的医院看病,可以询问主诊医生,是否有推荐专家。

动身之前,最好先在网络上或电话咨询清楚所要看的专家的出诊时间和出诊地点。如今,大医院的专家大都需要提前预约。预约成功再出发,可以避免到了陌生的地方手足无措。

如何高效挂到号

多种挂号方式可供选择

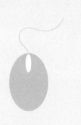

网络平台

广州市卫生局统一挂号平台：http://www.guahao.gov.cn。

医院官方网站：部分医院官网开通预约功能，一般在医院网站首页。

第三方网络挂号平台：健康之路、挂号网、医护网等。

电话

健康之路：400-6677-400。

电信：114。

移动：12580。

微信平台

医院微信公众号：关注就诊医院微信公众号服务号便可预约。

打开微信APP"微信→钱包→城市服务→挂号平台"。

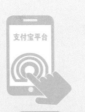

支付宝平台

打开支付宝 APP "支付宝→城市服务→挂号就诊"。

医院官方APP

目前仅有部分医院开发了相应 APP。

第三方挂号APP及其微信公众号

微医 APP 及其微信公众号。

160 就医助手 APP 及其微信公众号。

翼健康 APP 及其微信公众号。

不同服务平台号源不一,可作不同尝试。

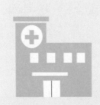

现场预约

各医院门诊预约挂号人工服务台：方式与一般现场挂号相似。

各医院门诊挂号自助机：需要注册或办理诊疗卡,兼具付款以及验单查询功能。

"微导诊" 现场扫码预约。

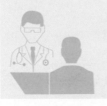

诊间预约

需要复诊的患者可以现场让医生预约下一次就诊时间。

初诊,不一定非要挂专家号

　　大医院往往患者众多,挂号不是件容易事;如果想挂专家号,更是难上加难。

　　为了尽快看上病,建议患者先挂一个专科号,把前面的检查都作完,再带上所有的检查结果看专家门诊。这样就可以尽快得到专家决策性的建议,效率更高。患者等候时间缩短了,专家也有更多时间用在最需要的患者身上。

　　如果在其他医院已做过大量检查,就诊是为寻求更好的治疗,则要带齐相关资料。

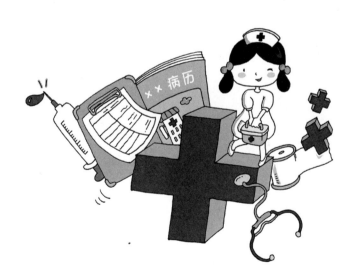

提高门诊就医效率的 5 个技巧

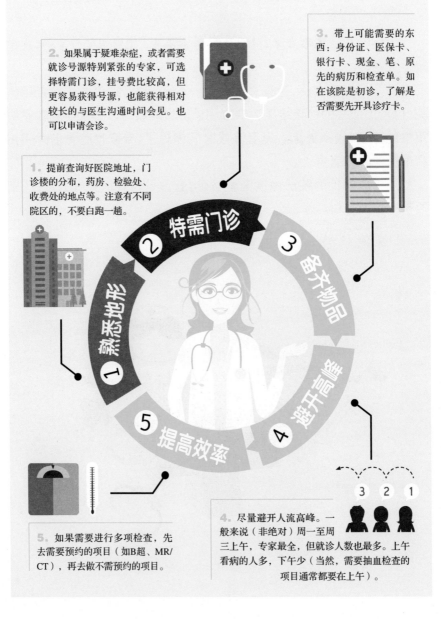

2. 如果属于疑难杂症，或者需要就诊号源特别紧张的专家，可选择特需门诊，挂号费比较高，但更容易获得号源，也能获得相对较长的与医生沟通时间会见。也可以申请会诊。

3. 带上可能需要的东西：身份证、医保卡、银行卡、现金、笔、原先的病历和检查单。如在该院是初诊，了解是否需要先开具诊疗卡。

1. 提前查询好医院地址，门诊楼的分布，药房、检验处、收费处的地点等。注意有不同院区的，不要白跑一趟。

5. 如果需要进行多项检查，先去需要预约的项目（如B超、MR/CT），再去做不需预约的项目。

4. 尽量避开人流高峰。一般来说（非绝对）周一至周三上午，专家最全，但就诊人数也最多。上午看病的人多，下午少（当然，需要抽血检查的项目通常都要在上午）。

与医生**交流不犯难**

　　到医院看病的时候,患者都希望医生能看久点,看详细点,说得多些,解释得清楚些。而医生又希望能够全面地解决患者的问题。

　　那么,来看病的患者应该怎样做,才能与医生高效沟通?

医生常问的问题,你知道怎么答吗

◆ 一般情况

年龄。

性别。

体重,是否超重。

平时饮食特点,特别是吸烟、饮酒以及饮食习惯。

平时工作特点,是否压力大。

家族健康情况。

◆ 发病情况

有哪些症状。

症状出现的时间、次数,每次持续多久。

出现症状前,是否有服用药物。

既往是否做过检查,检查报告是否还在。

◆ 其他疾病情况

是否有高血压、糖尿病、高血脂等慢性疾病。

平时是否在用什么药。

是否经历抗肿瘤治疗。

提 醒

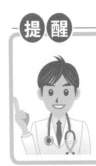

应对以上问题，你可以在就诊前准备好答案。如果觉得难以记忆，可以用笔或者手机记录下来。

回答医生问题有技巧

有效的陈述，能够帮助医生更准确地判断你的病情。

	有效陈述 √	无效陈述 ×
感受	咳嗽、胸痛等具体感受	感觉不舒服
部位	喉咙、胸部等具体部位	到处都不好
时间	1个星期、1个月等具体时间	很久了
变化	2天后、2个小时后	一阵子、好多天
诱因	吸烟后、喝酒后	莫名其妙
处理	吃了××止咳药	诊所医生开的不知什么药

就诊前，做好功课

就诊前，患者和家属最好先上网或通过其他途径，了解有关肺癌的一些诊治信息，以便在与专家交谈的有限时间内，能提出更有意义的问题。这样可以避免脑子里一片疑问，在医生面前却一片空白，走出诊室,才发现自己很多重要的问题都没有问到。

如果经济情况一般,你可以大胆询问医生:有没有更便宜的药?癌症治疗的方案、药物有不同的选择,医生不会因为这个问题对你另眼相看,而是会根据你的经济情况,选择合适的药物。

提 醒

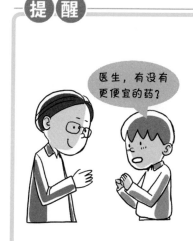

医生,有没有更便宜的药?

医生都喜欢理性又对自己的病情有所了解的患者,你大可以向医生提出你的疑惑,但是请不要随意拿网上自行搜索的知识或者所谓"中医养生"之类的理论来与医生论辩,这无疑会让医生困惑。

肺癌诊疗的一般流程

148

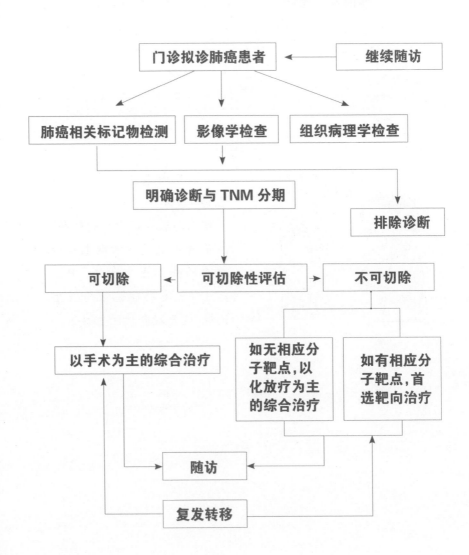

门诊拟诊肺癌患者 ← 继续随访

肺癌相关标记物检测　影像学检查　组织病理学检查

明确诊断与 TNM 分期

排除诊断

可切除 ← 可切除性评估 → 不可切除

以手术为主的综合治疗　如无相应分子靶点，以化放疗为主的综合治疗　如有相应分子靶点，首选靶向治疗

随访

复发转移

教你几招，看穿虚假广告

如今，很多药商、不正规的小医院，都把眼光瞄准了癌症患者及家属。他们的广告语、宣传语，常常让人心动，你中招了没？

骗术一

"世界最先进的癌症疗法""最高级别的领先技术""癌症保证治愈""有效率98％""彻底清除癌症不复发"。

在广告中出现这类绝对化的语言，肯定都是虚假广告。

骗术二

"医生""专家""患者"现身说法，尤其"专家"头衔众多，获奖无数。

事实上，那些"专家"可能连医生都不是。有些"专家"在不同的电视台，以不同的医疗头衔出现。《药品广告管理办法》明确规定，严禁"利用医药科技单位、学术机构、医院或儿童、医生、病人的名义和形象作为广告内容"。

骗术三

有领导人或国家机关在职人员出现，或打着"解放军"或"武警部队"名义，看似得到国家认可，非常权威。

《中华人民共和国广告法》明确规定，禁止使用国家机关和国家机关工作人员的名义进行广告宣传。凡使用解放军和武警部队名义的医疗广告，也都是违法的。

出院后，须防**癌转移**

无限制的生长和远处转移是恶性肿瘤的生物学特性。

因此，恶性肿瘤患者治疗后出院，并非治疗已结束，后面还有漫长的道路要走，包括严密的随访和科学的康复。

第一，是为了早期发现肿瘤的复发和转移。如果能在它们复发或转移的早期阶段发现，并给予积极的治疗，不少患者仍然有再次根治的机会，或者继续获得长期生存。

第二，为了及时发现重复癌和隐匿癌。肿瘤患者接受治疗后，原来引起肿瘤的病因可能没有去除而继续在发生作用，因而在患者身体内出现第二个，甚至更多的肿瘤。这在医学上称为重复癌。

第三，随访是综合治疗的继续。现代肿瘤的治疗常是综合性的，各种手段的综合应用可以提高疗效，如手术后的辅助化疗和免疫治疗、放疗后的中医中药治疗等。这些辅助性治疗手段，大都在随访过程中进行。另外，各种治疗过程也会出现这样或那样的并发症和药物不良反应，这也需要在随访过程中进行观察和处理。

第四，科学地评价各种治疗效果必须进行随访。因为肿瘤治疗疗效的评定是用年生存率来计算的，如 2 年、5 年、10 年，甚至 20 年生存率，这就需要对肿瘤患者进行长期的随访。

随访**查什么**

首先要了解治疗后的全身情况,包括功能状态和生活质量。

检测指标除体温、呼吸、脉搏、血压、体重等项目外,还应包括睡眠、食欲、食量、生活自理程度,以及心理、精神状态。

其次,要了解治疗后有无局部复发或远处转移。

这就要求随访的医生要做仔细而全面的体格检查,定期做某些肿瘤标志测定,做某些特定部位的CT等辅助检查。

最后,要对各种治疗的并发症和不良反应进行随访。

术后患者随访频率

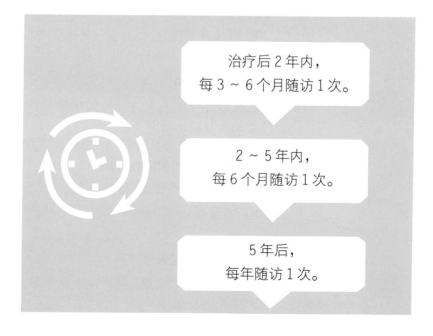

治疗后2年内,
每3～6个月随访1次。

2～5年内,
每6个月随访1次。

5年后,
每年随访1次。

随访前，
备好资料

为提高就诊效率，
随访要准备如下资料。

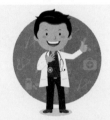

1. 病理资料
如病理报告。

2. 影像学资料
如 X 光、CT、MRI、PET-CT 等的检查结果。CT、MRI 等检查要带片，而不仅仅是报告单。

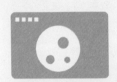

3. 放化疗资料
过往放化疗的方案、疗程、效果评价，以及期间的不良反应情况。

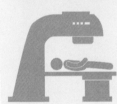

4. 发病的过程和治疗经历
医院的门诊病历本、出院小结、手术记录、用药方案等。

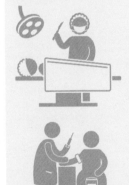

5. 其他检查报告
如血常规、心肺功能、肝肾功能结果等。

资料需要**归类整理**

153

有些患者以往的看病过程经历的时间较长，检查资料的时间跨度很大、内容很多。于是，随访时，会抱着一大摞杂乱的资料。

遇到这种情况，医生要花大量时间厘清患者以往的治疗经历。

建议可以先按照时间的先后，把资料整理一下。尤其是重要验单，可以整理建立成表格，表格内容主要包括检查时间、地点、检查项目及指标、当时正在进行的治疗方式（如手术后、化疗第几疗程）等。

这样，专家就能在短时间内了解到最重要的信息，而不会像不少患者所抱怨的"医生对我的情况什么都不知道，就把我打发了"。

整理这些表格，也是为自己建立自我监测档案。即使几年后有什么问题，医生也能直接看到最早期的数值。

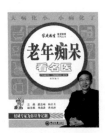

《老年痴呆看名医》

主编简介：

姚志彬，中山大学教授、博士研究生导师，广东省医学会会长。

陆正齐，中山大学附属第三医院神经内科主任，教授，博士研究生导师。

内容简介：

阿尔茨海默症是老年人痴呆的重要原因，它不是正常的老化，而是一种疾病！它不仅夺走患者的记忆，也可能让他们丧失思考、行为的能力，给家庭带来困境。本书将告诉您如何尽早发现老年痴呆的苗头，并积极处理；告诉您如何科学爱护大脑，让它更年轻。同时，也为有老年痴呆患者的家庭提供具体可行的日常照护指引。

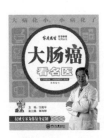

《大肠癌看名医》

主编简介：

汪建平，中山大学附属第六医院结直肠外科主任，中华医学会理事，广东省医学会副会长，广东省医师协会副会长。

内容简介：

大肠是健康的"晴雨表"，很容易随身体状况的变化而发生问题，而人们最易忽视细微的身体变化，如最常见的便秘和腹泻，这其中可能隐藏着重大疾病，比如逐年高发的大肠癌。本书最重要的目的，是要带给读者一个忠告：是时候关心一下您的肠道了。关注自己的肠道，会带来无比珍贵的健康。

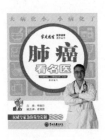

《肺癌看名医》

主编简介：

何建行，广州医科大学附属第一医院院长、胸外科教授，卫生部有突出贡献中青年专家，国务院政府特殊津贴专家，中央保健专家，中国十大口碑医生，广东省医学会胸外科学分会首届主任委员。

内容简介：

肺癌，一直高居我国癌症发病率的第一位。为什么会患上肺癌？早期怎么发现？该做哪些检查？如何选择治疗方案？……种种问题困扰着患者和家属。本书以通俗的语言、图文并茂的方式，全面介绍肺癌的病因、检查及治疗手段，为肺癌患者提供医、食、住、行全方位指引。

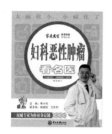

《妇科恶性肿瘤看名医》

主编简介:

李小毛,中山大学附属第三医院妇产科主任兼妇科主任,教授,博士研究生导师,妇产科学术带头人。

内容简介:

为什么会患上妇科恶性肿瘤?早期如何发现?做哪些检查能尽快、准确知晓病情?选哪种治疗方案?出院后,身体的不适如何改善?……本书以通俗的语言、图文结合的方式,介绍宫颈癌、子宫内膜癌、卵巢癌的病因、相关检查、治疗、高效就医途径等,为妇科恶性肿瘤患者提供医、食、住、行全方位指引。

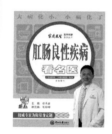

《肛肠良性疾病看名医》

主编简介:

任东林,主任医师,医学博士,外科学教授,博士研究生导师。中山大学附属第六医院运营总监,肛肠外科、中西医结合肛肠外科、盆底治疗专科主任。中国中西医结合学会大肠肛门病专业委员会主任委员。世界中医联合会肛肠专业委员会副主任委员。

内容简介:

我国肛门直肠良性疾病患者数以亿计。最常见的肛肠良性疾病包括痔、肛瘘、肛裂、肛周脓肿、肛周肿物、藏毛窦等等。肛肠为何会生病?如何防?如何治?本书以活泼的语言、生动的图示,为您介绍科学、准确的医学知识,力求切实为患者排忧解难。

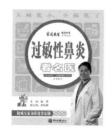

《过敏性鼻炎看名医》

主编简介:

赖荷,广州医科大学附属第二医院过敏反应科主任、主任医师,中华医学会变态反应学分会常务委员,中国医师协会变态反应医师分会常务委员,广东医学会变态反应学分会主任委员。

内容简介:

在 21 世纪,过敏成了一种"时代病"。其中,过敏性鼻炎在全球的发病率为 10% ~ 25%,有逐年增加趋势。有人认为,过敏性鼻炎不治也没什么大不了。事实上,有 30% ~ 40% 的过敏性鼻炎会继续发展成为支气管哮喘。本书旨在普及过敏性鼻炎的医学常识,图文并茂,语言力求通俗易懂,为过敏性鼻炎患者提供医治、养护贴心指引。

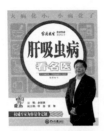

《肝吸虫病看名医》

主编简介：

余新炳，中山大学教授、博士研究生导师，国家医药监督管理局药物评审专家，广东省寄生虫学会理事长。

内容简介：

得了肝吸虫病该怎么办？需要做哪些检查？有没有遗传性？如何确定体内已无虫卵？怎样预防这种疾病？本书以简明、通俗的语言，向读者介绍肝吸虫病的致病原因、自检方法、治疗手段和预防措施等知识，同时，还提供一些高效就诊的小技巧，既突出阅读的趣味性，又兼顾知识的系统性和全面性，使读者可以轻松掌握肝吸虫病的基本知识。远离肝吸虫病，从这里开始吧！

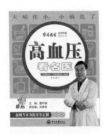

《高血压看名医》

主编简介：

董吁钢，中山大学附属第一医院心血管医学部主任、教授、博士研究生导师，广东省医学会心血管病分会高血压学组组长。

内容简介：

我国的血压控制率只有 6.1%。高血压患者中约 75% 的人吃了降压药，血压还是没有达标。吃药为啥不管用？血压高点有啥可怕？为何要严格控制血压？顽固的高血压如何轻松降下来？防治高血压的并发症有何妙招？……以上种种疑问，在本书里都能找到您看得懂的答案。

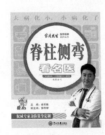

《脊柱侧弯看名医》

主编简介：

杨军林，中山大学附属第一医院脊柱侧弯中心主任、教授，广东省新苗脊柱侧弯预防中心主任，中华医学会骨科分会小儿骨科学组委员，中国康复医学会脊柱畸形委员会副主任委员。

内容简介：

什么是脊柱侧弯？如何自查脊柱侧弯？脊柱侧弯要怎么矫正？会不会耽误孩子的学习和发育？……本书以通俗的语言、图文并茂的方式，全面介绍了脊柱侧弯的成因、检查和诊治办法，为脊柱侧弯疾病患者提供了医、食、住、行全方位指引。

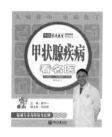

《甲状腺疾病看名医》

主编简介：

蒋宁一，中山大学孙逸仙纪念医院核医学科主任医师、教授、博士研究生导师，中华医学会核医学分会治疗学组组长。

内容简介：

当今生活压力大，节奏紧张，甲状腺疾病的发病率有上升趋势。常见的甲状腺疾病有哪些？甲状腺疾病该如何治？……本书以通俗易懂的语言、生动活泼的图片聚焦甲状腺疾病，向广大读者介绍甲状腺的生理功能及其常见病的防治知识。患者最关心、最常见、最具代表性的疑问都能从本书中得到解答。

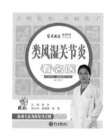

《类风湿关节炎看名医》

主编简介：

戴冽，中山大学孙逸仙纪念医院风湿免疫科主任、教授、博士研究生导师，广东省医学会风湿病学会副主任委员。

内容简介：

"活着的癌症，不死的僵尸"，是人们对风湿免疫性疾病的常见形容，类风湿性关节炎则是这类病的典型代表之一。好端端的，为什么就招惹了这个病？早期，如何发现该病的蛛丝马迹？就医时，怎么才能找对门路，少绕弯子？治疗时，怎样遵医嘱，科学用药？衣食住行中，如何全面呵护自己，改善病情……以上种种问题的答案，都以晓畅的语言、生动的配图，尽情呈现在本书中。

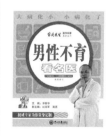

《男性不育看名医》

主编简介：

邓春华，中山大学附属第一医院泌尿外科教授、博士研究生导师，中华医学会男科学分会候任主任委员。

内容简介：

二孩政策全面放开，孕育话题再次被引爆。然而，大量不育男性却深陷病苦之中。不育男性如何通过生活方式的调整走出困境？医生如何借助"药丸子""捉精子""动刀子"等手段，让患者"绝处逢生"？患者与男科医生之间如何高效沟通？……本书语言通俗易懂，不失为男性不育患者走出困境的一份贴心指引。

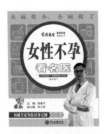

《女性不孕看名医》

主编简介:

张建平,中山大学孙逸仙纪念医院妇产科教授、博士研究生导师、学术带头人,中华妇产科学会妊娠期高血压疾病学组副组长。

内容简介:

不孕不育,一种特殊的健康缺陷。不孕女性需要做哪些相关检查和治疗? 如何通过生活方式的调整走出困境? 女性不孕患者的诊治有怎样的流程? 试管婴儿能解决所有的问题吗? ……本书以通俗易懂的语言,全面介绍了女性不孕的病因、相关检查、治疗手段及高效就医途径,不失为女性不孕患者走出困境的一份贴心指引。

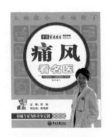

《痛风看名医》

主编简介:

张晓,广东省人民医院风湿科行政主任,中国医师协会风湿免疫科医师分会副会长,广东省医师协会风湿免疫分会主任委员,广东省医学会风湿免疫分会副主任委员。

内容简介:

得了痛风,便再也摆脱不了随时发作的剧痛? 再也离不开药罐子的生活? 再也无缘天下美味,只能索然无味地过日子? ……专家将带给您关于痛风这个古老疾病的全新认识: 尿酸是可以降的,痛是不需要忍的,而美食同样是不可辜负的。本书以图文并茂的方式,给痛风及高尿酸血症患者提供了医、食、住、行的全方位指引。

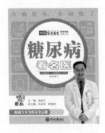

《糖尿病看名医》

主编简介:

翁建平,中山大学附属第三医院教授、博士研究生导师、内分泌科首席专家,现任中华医学会糖尿病学分会主任委员。

内容简介:

怎样知道自己是否属于糖尿病高危人群? 患了糖尿病,如何通过饮食方式的调整、行为方式的改变以及药物治疗来稳定血糖? 如何有效地与医生沟通? ……本书以通俗易懂的语言、图文并茂的方式,全面介绍糖尿病的病因、相关检查、治疗手段及高效就医途径,给糖尿病患者提供了医、食、住、行的全方位指引。

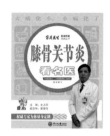

《膝骨关节炎看名医》

主编简介：

史占军，南方医科大学南方医院关节与骨病外科主任、教授、主任医师、博士研究生导师，广东省医学会关节外科学会主任委员。

内容简介：

中老年膝关节疼痛占了骨科门诊的二分之一，主要原因就是膝骨关节炎。生活中怎么才能养护膝骨关节，延缓其退化？跑步、爬山如何不伤膝？得了膝骨关节炎如何选择合适的运动方式？疼痛如何避免？……本书以通俗易懂的语言，图文并茂的方式，为膝骨关节炎患者提供了医、食、住、行的全方位指引。

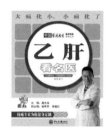

《乙肝看名医》

主编简介：

高志良，中山大学附属第三医院肝病医院副院长、感染性疾病科主任、教授、博士研究生导师，广东省医学会感染病学分会主任委员。

内容简介：

本书由著名肝病专家高志良教授主编，聚焦乙肝话题，进行深度剖析：和乙肝病毒感染者进餐会传染乙肝吗？肝功能正常需不需要治疗？乙肝患者终生不能停药吗？乙肝妈妈如何生下健康宝宝？患者与医生之间如何高效沟通？……想知道答案吗？请看本书！

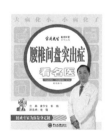

《腰椎间盘突出症看名医》

主编简介：

黄东生，中山大学孙逸仙纪念医院脊柱外科教授、主任医师、博士研究生导师，广东省医学会脊柱外科学分会前任主任委员，中国医师协会骨科医师分会脊柱畸形委员会委员，国际内固定学会 AO 脊柱培训中心主任。

内容简介：

腰痛缠身，是否意味着患上了腰椎间盘突出症？腰椎间盘突出症患者，如何治疗、保健、聪明就医？本书以通俗易懂的语言、图文并茂的方式，介绍腰椎间盘突出症的症状、病因、治疗、日常保健及高效就医知识，为腰椎间盘突出症患者提供了医、食、住、行的全方位指引。

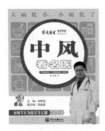

《中风看名医》

主编简介：

胡学强，中山大学附属第三医院神经病学科前主任、教授、博士研究生导师，广东省中西医结合学会脑心同治专业委员会主任委员。

内容简介：

中风又称脑卒中。中风先兆如何识别？中风或疑似中风，要做哪些相关检查和治疗？中风救治一刻千金，其诊治的标准流程是怎样的？如何调整生活方式，防患于未然？……本书以通俗易懂的语言，全面介绍了中风的病因、相关检查、治疗手段及高效就医途径，为中风患者提供了医、食、住、行全方位指引。

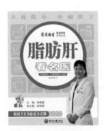

《脂肪肝看名医》

主编简介：

钟碧慧，中山大学附属第一医院感染科主任、教授、博士研究生导师，广东省医学会肝脏病学分会脂肪肝学组副组长。

内容简介：

随着饮食结构和生活习惯的改变，脂肪肝已成为我国第一大慢性肝病。怎样知道自己是否有脂肪肝？脂肪肝有哪些危害？患了脂肪肝，怎么办？是否再也离不开药罐子的生活？能彻底治愈吗？……专家将为您揭开脂肪肝的来龙去脉，介绍脂肪肝的病因、相关检查和治疗手段。书中内容科学、语言通俗、图文并茂，让您在轻松阅读之余，掌握脂肪肝的防治之道。

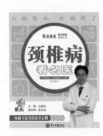

《颈椎病看名医》

主编简介：

王楚怀，中山大学附属第一医院康复科教授、博士研究生导师，中国康复医学会颈椎病专业委员会副主任委员。

内容简介：

颈椎病是日常生活中的常见病、多发病。其类型多样，表现百变。颈椎长骨刺＝颈椎病？得了颈椎病，最终都会瘫？反复落枕是何因？颈椎病为何易复发？颈椎病，如何选枕头？"米"字操真的有用吗？……本书以通俗易懂的语言、图文并茂的形式，深入浅出地介绍了颈椎病的来龙去脉，让读者在轻松阅读之余，学会颈椎病的防治之法。